40주, 사랑하는 아기와의
행복한 여행이 시작됩니다.

Dear.

읽을수록 똑똑해지는 우리 아기

아기 뇌가 즐거운
감성 뇌태교 동화

아기 뇌가 즐거운 감성 뇌태교 동화

펴낸날 초판 1쇄 2015년 8월 20일 | 초판 13쇄 2023년 7월 30일

지은이 박문일

펴낸이 임호준
출판 팀장 정영주
편집 김은정 조유진 김경애
디자인 김지혜 | **마케팅** 길보민 정서진
경영지원 박석호 유태호 최단비

기획 윤혜민 | **일러스트** 김도윤 | **표지 캘리그라피** 김효숙
인쇄 (주)웰컴피앤피

펴낸곳 비타북스 | **발행처** (주)헬스조선 | **출판등록** 제2-4324호 2006년 1월 12일
주소 서울특별시 중구 세종대로 21길 30 | **전화** (02) 724-7664 | **팩스** (02) 722-9339
인스타그램 @vitabooks_official | **포스트** post.naver.com/vita_books | **블로그** blog.naver.com/vita_books

ⓒ 박문일, 2015

이 책은 저작권법에 따라 보호를 받는 저작물이므로 무단 전재와 무단 복제를 금지하며,
이 책 내용의 전부 또는 일부를 이용하려면 반드시 저작권자와 (주)헬스조선의 서면 동의를 받아야 합니다.
책값은 뒤표지에 있습니다. 잘못된 책은 서점에서 바꾸어 드립니다.

ISBN 979-11-5846-013-6 13590

비타북스는 독자 여러분의 책에 대한 아이디어와 원고 투고를 기다리고 있습니다.
책 출간을 원하시는 분은 이메일 vbook@chosun.com으로 간단한 개요와 취지, 연락처 등을 보내주세요.

비타북스는 건강한 몸과 아름다운 삶을 생각하는 (주)헬스조선의 출판 브랜드입니다.

읽을수록 똑똑해지는 우리 아기

아기 뇌가 즐거운
감성 뇌태교 동화

박문일 박사 지음 | 김도윤 그림

비타북스

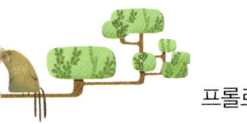

프롤로그

"태교는 어떻게 해야 하나요?"

태교 강연을 할 때마다 임신부들이 가장 많이 하는 질문입니다. 그럴 때마다 반대로 이렇게 물어보곤 합니다.

"여러분이 생각하는 가장 좋은 태교 방법은 무엇인가요?"

그러면 여기저기서 음악태교, 미술태교 등 각종 태교 방법들이 쏟아져 나옵니다. 하지만 전 이렇게 대답하지요.

"태교는 방법이 중요한 것이 아닙니다. 우선 태교에 대해 이해하는 것이 중요합니다. 그리고 본인이 원하는 아기의 모습으로 10개월을 사는 것입니다."

그렇습니다. 무엇이든 배우려면 먼저 이해를 해야 합니다. 튼튼한 집을 지으려면 기초공사를 잘해야 하는 것과 같지요. 태교도 마찬가지예요. 그래야만 부모와 아기 모두가 행복한 태교를 할 수 있습니다.

그렇다면 '원하는 아기의 모습으로 10개월을 산다'는 것은 무엇을 의미하는 것일까요? 그것은 바로 본인이 먼저 원하는 아기의 모습을 구체적으로 마음속으로 그리면서 몸소 실천하는 것을 말합니다. 아기가 훌륭한 미술가가 되기를 원한다면 먼저 미술가의 모습으로, 훌륭한 음악가가 되기를 원한다면 먼저 음악가의 모습과 품성을 떠올리며 임신 기간을 지내도록 노력해야 합니다. 이것을 명상태교라고 하지요. 양자물리학자들에 따르면 명상이란 이미지로 형성된 마음의 에너지입니다. 엄마와 뱃속에 있는 아기가 몸과 마음의 에너지를 공유한 결과 아기는 엄마가 원하는 모습과 품성으로 태어나게 되는 것입니다.

요즘 많은 부모들은 똑똑한 아기가 태어나길 바라고 있습니다. 그러기 위해 뇌태교를 하는 임신부들도 있지요. ==뇌태교의 근본은 명상과 태담입니다. 이런 명상과 태담을 하기에 가장 좋은 방법이 바로 동화태교입니다.==

뇌태교는 과학입니다

1999년, 국내 연구진 50인과 함께 대한태교연구회를 창립했습니다. 우리나라 전통 태교의 우수성을 과학적으로 해석해보려는 것이 주요 목적이었죠. 그 후 태교의 중요성이 널리 알려져 요즘엔 다양한 태교 방법을 소개하는 책들도 많이 있습니다. 그러나 무조건 좋다는 태교를 따라하는 것이 좋은 방법은 아닙니다. 태교에 대한 이해가 있어야 뱃속의 아기에게 도움이 되는 태교를 할 수 있지요.

뇌태교에서 중요한 것은 우뇌와 좌뇌를 균형 있게 발달시키는 것입니다. 우뇌는 우리 몸의 왼쪽을 통제하며 형태와 얼굴의 인식, 공간 관계 인식, 비언어적 사고 등을 합니다. 게다가 우뇌는 직관적이고 이상적이며 나무를 보기보다 숲을 보며 전체적인 그림을 그리는 역할을 하지요. 좌뇌는 우리 몸의 오른쪽을 통제하며 언어 능력, 수리 능력, 논리적인 추론 등을 합니다. 또한 좌뇌는 체계적이고 분석적이며 계획과 정리를 통해 세부적으로 분석하는 역할을 합니다.

이처럼 다른 특징을 가진 우뇌와 좌뇌를 균형 있게 발달시키기 위해서는 동화를 읽으며 태담을 할 때 우뇌를 발전시키는 감성 이야기, 좌뇌를 발달시키는 수학 이야기를 적절히 섞어서 하면 좋습니다. 여기에 오감을 자극하는 오감 이야기도 곁들이면 좋지요.

사람의 감각은 소위 오감이라고 해서, 촉각, 시각, 청각, 후각, 미각의 다섯 가지로 이루어져 있습니다. 그런데 각 영역을 이루는 감각세포가 만들어지는 시기는 다릅니다. 뿐만 아니라 감각세포가 만들어졌다고 해서 감각이 완벽하게 느껴지는 것이 아닙니다. 예를 들어 태아의 듣는 능력은 청각세포가 만들어지는 임신 16주부터 시작되지만, 청력은 귀의 내외부가 구조적으로 완성되는 임신 24주에 최대치가 됩니다. 이런 아기의 감각 발달에 대해 알고 있으면 그 시기에 해당하는 오감태교를 적절히 할 수 있지요. 특히 태아의 뇌는 임신 24~28주 사이에 급격히 발달하는데, 이 시기가 태아의 뇌 발달에 있어서 중요한 시기이기 때문에 뇌의 발육에 좋은 단백질 섭취가 중요합니다.

임신부가 행복해지는 환경을 만들어주세요

임신이란 사람이 사람을 만드는, 세상에서 가장 중요한 일입니다. 그렇기에 임신 과정을 소홀히 해서는 안 됩니다. 임신부의 환경은 아기에게 무엇보다 중요합니다. 시끄러운 환경에 임신부가 많이 노출될수록 사멸되는 신경세포가 훨씬 많은데, 이때 뇌태교로 익힌 명상과 태담은 스트레스를 해소하는 데 큰 도움이 됩니다.

임신 중 알코올 섭취와 흡연만큼이나 임신부의 스트레스도 태아에게는 좋지 않습니다. 엄마의 스트레스와 나쁜 주변 환경은 태아의 뇌 발달에 치명적입니다. 실제로 만성 스트레스에 시달린 태아의 뇌를 연구한 결과, 다른 태아에 비해 뇌에 DNA 함량이 더 적다는 사실이 밝혀지기도 했습니다. 또한 태어난 후에도 기억력이나 면역기능에 있어서 다른 아기와 차이가 나는 것으로 조사되었습니다.

==엄마의 뱃속에서는 태아의 모든 조직세포가 발육되지만, 특히 뇌는 다른 기관보다 왕성하게 자랍니다.== 임신부의 스트레스는 왕성하게 발육되어야 하는 태아의 뇌에 영향을 미쳐 뇌세포 성장이 억제되고 뇌신경조직 발달도 방해합니다.

태반은 태아의 생존에 있어서 없어서는 안 되는 아주 중요한 기관입니다. 혈액, 산소, 영양분, 면역물질의 이동 등 엄마와 태아 사이의 모든 교류를 담당하고 있는 태반은 아기 자신의 뇌와 엄마의 뇌에 이어 '제3의 뇌' 역할을 하고 있지요. 태반에 있는 각종 호르몬, 효소, 신경전달물질 등이 태아의 뇌를 활성화시키는 인자이기 때문에 뇌 발달에 있어 아주 중요합니다. 엄마가 스트레스를 받으면 태반의 혈관이 수축되어 태아에게 흘러 들어가는 혈액의 양이 줄어들게 되어 호르몬, 효소, 신경전달물질 등도 줄어들게 됩니다. 태아의 뇌 발달이 왕성히 이루어지기 위해서는 풍부한 산소와 영양을 공급해야 하는데, 스트레스로 인해 태아의 뇌 발달을 위한 최적의 조건을 만들어줄 수 없지요.

따라서 임신부가 스트레스를 받지 않도록 주변 사람들의 배려가 반드시 필요합니다. 더 나아가 임신부가 배려받고 존중받는 사회적 환경을 만들어가는 것이 중요합니다.

건강한 출산을 기원합니다

이 책은 임신을 준비하는 1개월부터 아기가 태어날 준비를 하는 10개월까지를 월별로 나눠 우뇌·좌뇌·오감태교를 골고루 할 수 있도록 구성했습니다. 각 월에는 태아의 뇌 성장에 따른 뇌태교 이야기와 태아의 발달이 수록되어 있어 시기에 맞는 적절한 태교를 할 수 있습니다. 또한 각 월은 주로 나누어 임신 주수에 따른 태교 메시지와 태교 동화를 수록했으며 매월 마지막에는 임신·출산 가이드가 있어 이 책 한 권이면 태교뿐 아니라 임신 생활 수칙까지 익힐 수 있지요.

수록된 동화는 뇌태교의 기본인 명상과 태담으로 이루어져 있습니다. 단순히 동화를 읽는 것이 아니라 아이와 대화를 나누듯 동화를 읽을 수 있도록

==구성되어 있어 자연스럽게 태담을 할 수 있지요.== 아기와 자연스럽게 대화하듯 동화를 읽어보세요. 동화를 읽으며 상황에 맞는 이미지와 아기의 모습을 떠올려보세요. 엄마가 좋아하는 향기를 맡으며 읽으면 더욱 좋습니다.

엄마 아빠의 따뜻한 목소리는 아기의 두뇌 발달에 도움이 된다는 수많은 연구 결과가 있습니다. 동화를 읽어주면서 엄마가 느끼는 감정은 뱃속 아기에게 그대로 전달됩니다. 아빠가 동화를 읽어준다면 엄마는 물론 태아에게도 더욱 좋은 효과를 볼 수 있습니다.

동화를 읽을 때 숫자가 나온다면, 손으로 숫자를 그리며 아기와 교감해보세요. 엄마가 숫자를 인식하는 것이 좌뇌 발달을 위한 수학태교의 시작입니다. 임신부가 수학 공부를 하는 것이 수학태교가 아닙니다. 일상 속의 숫자를 이야기로 들려주며 숫자에 대한 관심을 가지는 것이 수학태교입니다. 우뇌와 좌뇌를 고르게 발달시키기 위해 임신부의 좌우 신체를 균형 있게 사용하는 것도 중요합니다. 예를 들어 오른손잡이 임신부라면 간혹 왼손을 사용해보는 것도 좋습니다.

==한 생명을 품는다는 것은 아주 위대한 일입니다.== 그만큼 두렵기도 하고 설레기도 합니다. 아기가 뱃속에 있는 열 달은 다시 오지 않는 시간입니다. 이 시

간을 잘 활용하여 아기와 함께 행복한 추억을 만들어 사랑이 가득한 열 달을 보내보세요. 그러면 아기는 그 시간에 보답을 하듯 몸과 마음이 모두 건강하게 무럭무럭 자라나 엄마 아빠 앞에 태어날 것입니다. 부디 이 책을 읽는 모든 분들의 아기들이 똑똑하고 지혜롭고 건강하게 태어나기를 기원합니다.

동탄제일병원 원장, 대한태교연구회 회장
박문일

박문일 박사의
뇌태교를 위한 10대 지침

1 균형 있는 식단으로 영양을 공급하자. 규칙적인 식사 습관을 유지하며 아침을 반드시 먹는다. 임신 중기 이후에는 뇌 발달에 중요한 탄수화물 및 단백질 섭취에 신경을 쓴다.

2 숲이나 바다 등 자연을 찾아 신선한 공기를 자주 마신다. 충분한 산소는 아기의 뇌 발달의 기본 요소다. 자연에서 맑은 공기를 마시며 심신의 안정을 누리면 스트레스 해소에도 도움이 된다.

3 무리하지 않는 범위 내에서 운동을 한다. 운동은 몸의 활력을 높여 혈액순환이 좋아지게 해 아기의 뇌로 가는 혈액량이 증가한다. 임신부가 하기 가장 좋은 운동은 걷기 운동이다.

4 가능한 한 시끄러운 소음이나 리듬이 너무 빠른 음악은 피한다. 시끄러운 환경은 아기의 뇌로 가는 혈액량을 감소시킨다.

5 부부의 유대관계를 돈독히 하여 행복하고 안정된 마음을 갖도록 노력한다. 이때 남편의 역할이 가장 중요하다. 태어날 아기와 함께 따뜻한 대화를 나누며 아내의 마음을 편안하게 한다.

6 엄마의 뇌는 아기에게 있어 제2의 뇌다. 엄마의 뇌가 피곤하지 않도록 충분한 수면을 취해 뇌를 쉬게 해주자. 적어도 하루 8시간 정도는 잠을 자도록 노력한다.

7 아기에게 있어 태반은 제3의 뇌다. 스트레스는 태반 혈관을 수축시켜 아기에게 공급되는 혈액량이 줄어든다. 건강한 태반을 위해 임신 중에는 스트레스 없는 생활을 하자.

8 몸의 모든 부분을 균형 있게 움직이도록 노력한다. 적당한 움직임은 출산 시 도움이 된다. 또한 오른손과 왼손을 번갈아 사용하는 훈련을 하면 태아의 좌뇌와 우뇌가 골고루 발달할 수 있다.

9 엄마는 스스로 임신을 행복하게 생각해야 한다. 행복한 임신부는 행복한 아기를 낳으며, 행복한 아기의 뇌는 그렇지 않은 아기보다 훨씬 우수하다.

10 남편은 아내를 여왕으로 대우한다. 아내가 여왕이면 자신은 왕이 되고 태어날 아기는 왕자나 공주가 된다. 마음 하나로 멋진 가족이 될 수 있다.

이 책을 보는 법

1 주수별 임신 정보

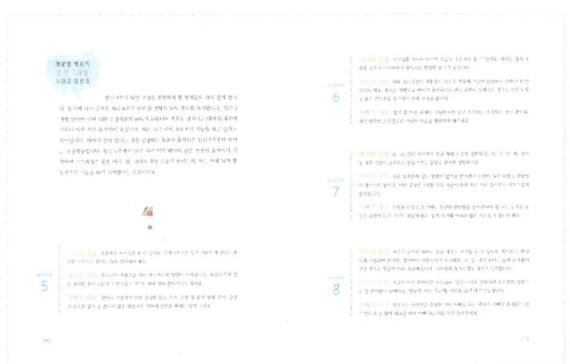
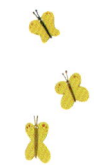

해당 월에 따른 아기의 뇌 발달과 뇌태교 이야기, 그리고 임신 주수별 아기와 엄마의 변화, 아빠의 태교 방법을 알려줘요.

2 매주 읽는 태교 메시지

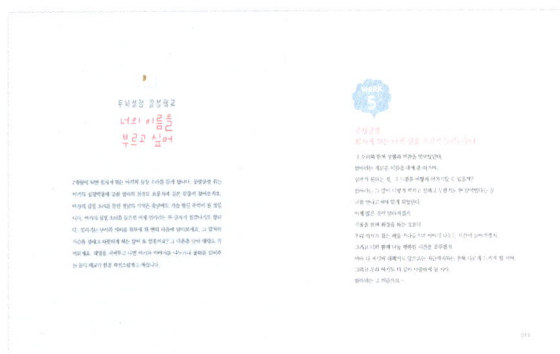

매주 우뇌태교, 좌뇌태교, 오감태교를 규칙적으로 할 수 있어요. 전문가의 메시지를 통해 적절한 태교 방법을 알 수 있어요.

3 태교 동화

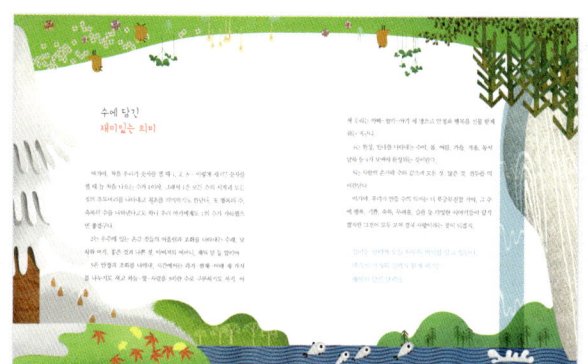
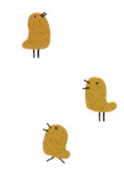

아기에게 따뜻한 목소리로 말하며 태담을 할 수 있어요. 동화, 동시, 위인 이야기, 숫자 이야기 등 다양한 이야기를 담았어요. 주수별 동화는 아기의 우뇌와 좌뇌를 균형 있게 발달시켜줘요.

4 임신·출산 가이드

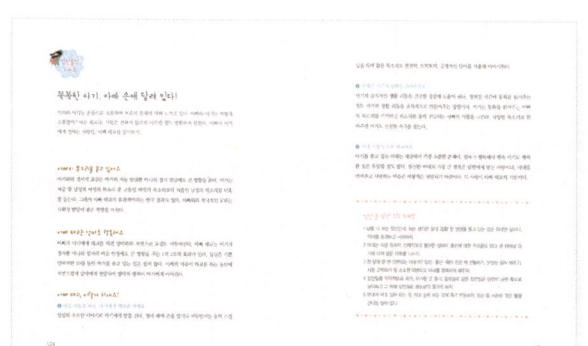
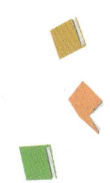

임신 개월에 따른 임신·출산 가이드를 소개합니다. 임신 수칙, 여러 나라의 태교 방법, 임신부 운동법 등 알아두면 좋은 정보들이 가득해요.

Contents

프롤로그 … 4
뇌태교를 위한 10대 지침 … 12
이 책을 보는 법 … 14

month 1 삶의 가장 큰 '선물'

임신 1개월 뇌태교 이야기 … 24

- 1주 우뇌성장 감성태교 기적과도 같은 만남이야 … 26
  삼신할머니가 보내준 꽃송이 … 28
- 2주 우뇌성장 감성태교 그 무엇과도 바꿀 수 없는 단 하나 … 32
  세상에서 가장 귀한 보물 … 34
- 3주 좌뇌성장 수학태교 아주 특별한 우리의 인연 … 38
  우리 아기를 만날 확률은? … 40
- 4주 오감자극 후각태교 세상에서 가장 사랑스러운 향기 … 42
  국화 이야기 & 너는 한 떨기 꽃과 같이 … 44
- 임신·출산 가이드 임신 초기 건강 수칙 … 46

month 2 '엄마'라는 그 이름

임신 2개월 뇌태교 이야기 … 50

5주 우뇌성장 감성태교 너의 이름을 부르고 싶어 … 52
위대한 이름, 사랑스런 이름 … 54

6주 우뇌성장 감성태교 좋은 엄마 아빠가 될게 … 58
에디슨을 위대하게 키운 한 사람, 어머니 … 60

7주 좌뇌성장 수학태교 멋진 매일을 만들어가자 … 64
수에 담긴 재미있는 의미 … 66

8주 오감자극 촉각태교 가만히 엄마 품을 느껴봐 … 68
뽀뽀가 제일 좋아 & 엄마 품 … 70

임신·출산 가이드 유전자보다 더 강력한 태내 환경 … 72

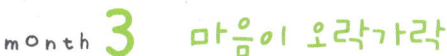

month 3 마음이 오락가락

임신 3개월 뇌태교 이야기 … 76

9주 우뇌성장 감성태교 마음이 모여 엄마가 된다 … 78
엄지공주 … 80

10주 우뇌성장 감성태교 엄마의 마음이 느껴지니? … 84
인형 공주 … 86

11주 좌뇌성장 수학태교 세상의 다양한 모습을 보렴 … 90
동그라미 하나로 부자가 된 공주 … 92

12주 오감자극 미각태교 무슨 맛을 느끼고 있을까? … 94
인절미 & 우리집 아침상 … 96

임신·출산 가이드 엄마의 기분과 태아의 건강을 책임지는 음식태교 … 98

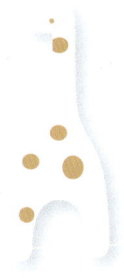

month 4 누구를 닮았을까?

임신 4개월 뇌태교 이야기 … 102

13주 우뇌성장 감성태교 신기한 네 모습 … 104
　사막의 어린 선인장 … 106

14주 우뇌성장 감성태교 너의 얼굴을 떠올려봤어 … 110
　개구리 왕자 … 112

15주 좌뇌성장 수학태교 붕어빵, 붕어빵! … 116
　쌍둥이는 합동일까? … 118

16주 오감자극 시각태교 네가 보는 세상 … 120
　소녀의 자화상 & 걸음마 … 122

`임신·출산가이드` 똑똑한 태아, 아빠 손에 달려 있다! … 124

month 5 처음 맛보는 행복

임신 5개월 뇌태교 이야기 … 128

17주 우뇌성장 감성태교 행복이란 이런 걸까? … 130
　행복을 찾은 남자 … 132

18주 우뇌성장 감성태교 행복이 찾아왔어 … 136
　행복해지는 방법 … 138

19주 좌뇌성장 수학태교 마음을 재어보자 … 142
　행복을 잴 수 있을까? … 144

20주 오감자극 청각태교 함께 노래 부르자 … 146
　곰 세 마리 & 자장가 … 148

`임신·출산가이드` 다른 나라에서는 어떻게 태교를 할까? … 150

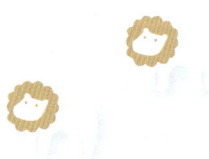

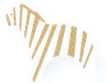

month 6 재능을 키워줄게!

임신 6개월 뇌태교 이야기 … 154

- 21주 **우뇌성장 감성태교** 네 꿈을 응원해 … 156
  백조가 건넨 황금 깃털 … 158
- 22주 **우뇌성장 감성태교** 재능을 키워보자 … 162
  천재적인 음악가 베토벤 … 164
- 23주 **좌뇌성장 수학태교** 어떤 선물 상자를 열게 될까? … 168
  계산의 천재, 가우스 … 170
- 24주 **오감자극 후각태교** 행복에도 향기가 있다면 … 174
  행복한 시간 & 계절 냄새, 킁킁킁 … 176
- **임신·출산 가이드** 임신 중기, 생활 규칙을 챙겨요 … 178

month 7 세상에서 가장 소중한 관계

임신 7개월 뇌태교 이야기 … 182

- 25주 **우뇌성장 감성태교** 우리는 이어져 있어 … 184
  여우와 어린왕자 … 186
- 26주 **우뇌성장 감성태교** 행복은 어디에 … 192
  돈보다 귀한 것! … 194
- 27주 **좌뇌성장 수학태교** 하나, 둘, 숫자를 세어보자 … 198
  동물도 수를 알까? … 200
- 28주 **오감자극 촉각태교** 온몸으로 느껴보렴 … 204
  눈을 감아봐! & 엄마 뱃속 … 206
- **임신·출산 가이드** 임신부 운동, 건강관리는 필수 … 208

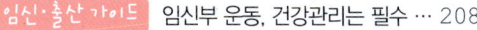

month 8 네 삶의 주인은 바로 너란다

임신 8개월 뇌태교 이야기 … 212

29주 우뇌성장 감성태교 오직 하나뿐인 삶 … 214
　미래에서 온 맞춤 아이 … 216

30주 우뇌성장 감성태교 더불어, 행복하게, 오래 … 220
　나무를 심는 할아버지 … 222

31주 좌뇌성장 수학태교 어떤 인생을 살까? … 226
　어느 수학자의 일생 … 228

32주 오감자극 촉각태교 상큼해! 달콤해! … 230
　세상에서 가장 달콤한 맛 & 꼬망꼬망 … 232

`임신·출산 가이드` 임신 후기, 생활 규칙을 챙겨요 … 234

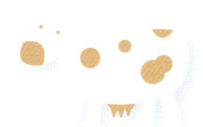

month 9 건강하게만 자라다오

임신 9개월 뇌태교 이야기 … 238

33주 우뇌성장 감성태교 얼마나 자랐니? … 240
　아기 고릴라야, 안녕! … 242

34주 우뇌성장 감성태교 마음도 튼튼하게 … 246
　어느 마라토너의 이야기 … 248

35주 좌뇌성장 수학태교 생각이 쑥쑥, 마음이 통통 … 252
　분수가 적힌 호루스의 눈 … 254

36주 오감자극 시각태교 담을수록 새로워 … 256
　함께 느낄 세상 & 나무처럼 자라렴 … 258

`임신·출산 가이드` 출산 후에도 건강해지는 임신부의 바른 자세 … 260

month 10 새로운 사랑, 엄마와 아빠와 아기 사이

임신 10개월 뇌태교 이야기 … 264

37주 우뇌성장 감성태교 두근두근, 설레는 마음 … 266
　　　사랑해, 아가야 … 268

38주 우뇌성장 감성태교 콩닥콩닥, 떨리는 마음 … 270
　　　행복하자, 아가야 … 272

39주 좌뇌성장 수학태교 사랑의 방정식 … 274
　　　사랑을 수학으로 말할 수 있을까? … 276

40주 오감자극 촉각태교 이제 곧 만나! … 278
　　　조금 & 작은 별 … 280

임신·출산 가이드 출산을 알리는 아기의 신호 … 282

♥　내 품에 안긴 별 하나, 우리 아기!
반짝반짝 커갈 때까지,
엄마의 이야기를 들려줄게.
아빠의 이야기를 들려줄게.
세상의 이야기를 들려줄게.
그리고 네가 하는 이야기를 귀 기울여 들어줄게.

month 1
삶의 가장 큰 '선물'

아가야,
너는 엄마 아빠의 삶에서
가장 귀한 선물이란다.

박문일 박사의 임신 1개월 뇌태교 이야기

자궁은 태아를 위한 최적의 공간이에요. 태아는 이 공간에서 엄마와 지속적으로 교류를 하며 모든 신체가 발달됩니다. 임신 4주에 태아 뇌의 각 부분이 세 영역(전뇌, 후뇌, 중뇌)으로 분화되면서 각 영역의 기본 구성 위치가 결정되지요. 뇌의 발달은 오감과 밀접한 관련이 있으며 이후 태아가 스스로 몸을 움직이는 태동에도 큰 영향을 미칩니다. 그렇기 때문에 태아 뇌는 구조적 발달뿐 아니라 감각의 발달도 중요합니다. 뇌태교의 근본이 되는 태담태교를 꾸준히 하는 것이 좋습니다.

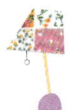

week 1

아기의 성장 아직 수정이 이루어지지 않았습니다. 난소에서는 새로운 난자가 성숙되고 있는 상태예요.

엄마의 변화 임신 주수는 마지막 생리가 시작된 첫째 날을 기준으로 계산합니다. 생리를 1일에 시작했다면 그날을 기점으로 1주가 시작되는 것이지요. 하지만 이 시기는 배란이 되기 전으로 실제로는 임신이 되지 않은 상태입니다.

아빠의 태교 아기를 원한다면 미리 계획하여 임신하는 것이 좋습니다. 뇌태교에 가장 중요한 것은 엄마와 아빠의 신체적, 정신적 건강입니다.

week 2

아기의 성장 생리 주기를 28일로 봤을 때 14일째, 즉 배란일이 되면 난소에서 성숙한 난자가 나오고 나팔관으로 이동해 12~24시간 동안 정자를 기다립니다.

엄마의 변화 생리가 끝나고 자궁내막이 두꺼워지면서 배란을 준비합니다. 난소 안에는 수많은 난포가 있는데 난포 안에서 난자가 성숙되고 14일째에 배란이 됩니다.

아빠의 태교 항상 사랑이 넘치는 부부 관계를 유지하면서 아기가 생겼을 때의 이야기를 많이 나누세요. 행복한 부부의 에너지는 임신 후 태아의 뇌를 자극하는 것으로 알려져 있습니다.

week 3

아기의 성장 드디어 난자는 수억 개의 정자 중 단 한 개의 정자와 수정을 이룹니다. 나팔관에서 수정해 세포분열을 하며 자궁으로 이동합니다. 7~10일 정도 지나면 자궁내막에 착상하는데, 수정란이 온전히 착상을 마치면 임신이 됩니다.

엄마의 변화 아직 신체적으로 뚜렷한 변화를 느끼지는 못합니다. 난소에서 분비되는 프로게스테론의 영향으로 기초 체온이 올라가 살짝 미열을 느끼는 정도입니다.

아빠의 태교 소중한 아기가 엄마에게 온 시기입니다. 임신을 준비한 부부라면 항상 임신을 염두에 두고 조심해야 합니다. 가급적 아내의 약 복용은 삼가도록 합니다.

week 4

아기의 성장 초음파로 태아를 볼 수는 없으나 4주 말쯤에는 임신 여부를 확인할 수 있습니다. 뇌와 척추의 기초가 되는 신경관을 시작으로 혈관계, 순환계가 만들어집니다.

엄마의 변화 아직 자각 증상은 크게 나타나지 않지만 미열이 지속되어 몸살감기에 걸린 것처럼 한기를 느낍니다. 몸이 나른하고 잠이 쏟아지는 증상도 있습니다. 개인에 따라서는 속이 쓰리고 구토가 나거나 아랫배에 통증을 느끼기도 합니다.

아빠의 태교 임신을 확인할 수 있는 시기입니다. 이제 40주간의 태교를 계획하고 준비해보세요. 그리고 아이와 함께할 많은 순간들을 상상해봅니다.

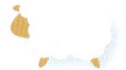

우뇌성장 감성태교

기적과도 같은 만남이야

엄마가 느끼는 모든 것을 아기도 똑같이 느끼고 호흡하는 40주의 여정은, 두 번 다시 오지 않을 소중한 순간입니다. 엄마의 인생에도, 아빠의 인생에도, 아기의 인생에도, 단 한 번의 시간이지요. 그래서 엄마 아빠가 되는 준비가 필요한지도 모르겠습니다. 행복만큼 아기의 뇌를 자극하고 성장시키는 훌륭한 양분은 없습니다. 한 순간, 한 순간, 아기와 호흡하며 나눌 행복의 시간을 떠올려보세요. 그 시작이 될 첫 달, 삶의 가장 큰 선물인 아기를 맞이하는 일이기에 행복하고 소중하게 준비해보세요. 이 시기에는 엄마의 정서를 안정시키고 마음을 편안하게 하는 동화를 읽는 것이 좋습니다.

"임신이에요!"

그 말처럼 벅차고 떨리는 말은 세상에 없을 거야.

엄마는 심장이 멈추는 줄 알았단다.

엄마는 밤마다 기도를 했단다.

예쁜 별 하나 내 품에 안기게 해달라고, 예쁜 아기 기적처럼 만나게 해달라고,

떨리는 마음으로 간절한 마음으로 기도를 했단다.

살면서 가장 행복한 선물, 가장 귀한 선물, 그 선물이 내게 찾아온 거야.

어쩌면 옛이야기처럼 삼신할머니가 엄마의 기도를 들었는지도 모르겠어.

옛날에는 아기를 점지해주는 삼신할머니가 있다고 믿었거든.

아기들은 삼신할머니가 준 꽃송이를 들고

세상에 내려가 자기가 태어날 엄마의 뱃속으로 들어간대.

엄마의 뱃속으로 찾아와준 아가야, 그 많은 꽃송이 중에

우리 아기가 엄마에게 온 것은 기적과도 같은 운명적인 만남이겠지.

어쩌면 우리의 인연을 이어주었을지 모를

삼신할머니 이야기를 들어볼래?

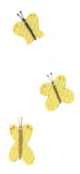

삼신할머니가 보내준
꽃송이

_ 구전동화

옛날 옛날 아기를 아주 좋아하는 삼신할머니가 살았대.

"아기를 좋아하니, 세상의 부부들에게 아기를 점지해주는 일을 맡아주시오."

옥황상제의 명을 받은 삼신할머니는 세상에 내려가 아기를 갖고 싶어 하는 부부에게 아기를 점지해주었지.

삼신할머니는 다 자란 아기가 엄마 뱃속에서 나가는 것을 도와주기도 했단다. 엄마 뱃속에 있는 아기의 엉덩이를 손바닥으로 찰싹 때려 아기가 '슝~풍' 세상으로 나오도록 말이야. 삼신할머니가 살짝 때릴 때 아기 엉덩이에

푸른 멍이 드는데, 이게 바로 '몽고반점'이라는구나.

우리 아기도 '슝~풍' 나오도록 삼신할머니가 도와주시겠지. 우리 아기 너무 아프게 때리지는 말아달라고 엄마가 기도할게.

그런데 삼신할머니 말고도 아기를 점지해주는 일을 하는 이가 또 있었어. 죄를 지어 용궁에서 쫓겨난 용왕의 딸이었지. 용왕 딸은 세상에서 마음씨 고운 부부에게 아기를 점지해주는 명을 받았대. 하지만 아기를 갖게 하는 일은 잘해도 삼신할머니처럼 아기를 낳게 도와주는 일은 영 잘되지 않는 거야.

속상한 용왕 딸은 삼신할머니에게 괜히 시비를 걸었어. 결국 삼신할머니와 용왕 딸은 옥황상제에게 불려 갔지. 옥황상제는 이들에게 각각 은대야를 주었어.

"이 은대야에 꽃나무를 한 그루씩 심어 꽃을 더 많이 피우는 사람에게 아기를 낳게 해주는 일을 시키겠노라."

그날부터 삼신할머니와 용왕 딸은 은대야에 꽃나무를 심어 정성스레 가꾸었어. 삼신할머니는 아기를 키우듯 간절한 마음을 담아 하루하루 꽃나무를 가꾸었지.

은대야에 나무를 가꾸는 삼신할머니의 마음은 아마도 지금의 엄마와 같았을 거야. 엄마의 뱃속에서 우리 아기가 건강하게 자라길 바라는 간절한 마음….

처음에는 용왕 딸의 나무에 꽃이 먼저 피었어. 하지만 조금 지나자 금방 시들고 말았지.

삼신할머니의 나무는 무럭무럭 자라나더니 4만 5600개의 가지가 뻗고, 가지마다 33송이 꽃을 피웠어.

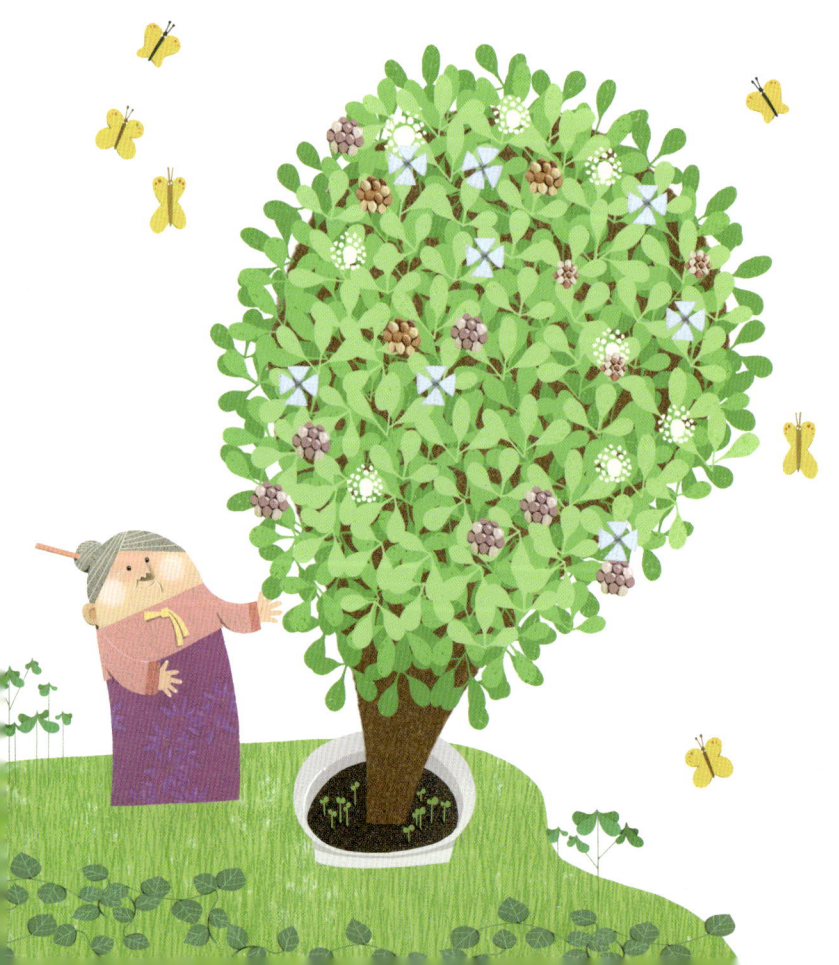

우리 아기도 삼신할머니 은대야의 꽃나무처럼 엄마 뱃속에서 건강하게 무럭무럭 자라겠지. 엄마도 하루하루 꽃을 피우듯 우리 아기를 잘 돌볼게.

결국 옥황상제는 약속한 대로 삼신할머니에게 세상에서 아기를 낳게 해 주는 일을 계속하도록 했지.

삼신할머니는 하늘나라로 올라가 꽃밭을 가꾸었어. 꽃밭에 꽃이 피는 대로 아기를 점지해 세상으로 내려보낸대. 아기들은 삼신할머니가 준 예쁜 꽃송이를 들고 세상에 내려가 자기가 태어날 엄마의 뱃속으로 들어가지.

그래서 세상의 아기들은 온갖 꽃송이처럼 예쁘고 향기로운가 봐. 엄마의 뱃속에는 얼마나 예쁜 아기가 자라고 있을까?

꽃송이를 닮은 예쁜 아가!
우리 아기는 어떤 꽃송이를 받아 엄마의 뱃속에 들어왔을까?
엄마는 상상만 해도 우리 아기의 향기가 나는 듯해.

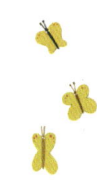

우뇌성장 감성태교

그 무엇과도 바꿀 수 없는 단 하나

책은 똑똑한 아이로 키우는 양분이 되기도 합니다. 그래서 많은 부모들이 책을 좋아하는 아이로 키우기 위해 노력하지요. 독서 전문가들은 부모가 읽어주는 책의 중요성을 강조합니다. 부모가 읽어주는 책을 듣고 자란 아이는 정서적으로 안정되고, 우뇌가 발달하여 창의성과 감수성이 풍부한 것으로 알려져 있습니다. 책을 읽어주는 것은, 아직 태어나지 않은 태아에게도 큰 영향을 줍니다. 사랑이 가득 담긴 엄마 아빠의 목소리로 읽어주는 동화는 엄마의 몸속에서 꾸준히 성장하는 태아의 뇌에 긍정적인 영향을 미치게 됩니다. 임신을 계획하고 준비했다면 임신 첫 달은 기다림의 시간입니다. 초조해하며 기다리기보다 귀중한 선물을 기다리듯 행복하게 첫 달을 계획해보세요.

세상에는 얼마나 비싸고 귀한 보물들이 많을까?

어떤 사람들은 반짝반짝 빛나는 보석을 귀하다고 하고,
어떤 사람들은 물이나 공기가 귀하다고 하지.
그런데 엄마와 아빠에게는 그 무엇과도 바꿀 수 없는
정말 귀한 보물이 따로 있단다.
어떤 보물인지 궁금하지 않니?
그럼 이제부터 엄마와 아빠가
세상에서 제일 귀한 보물 이야기를 해줄게.

세상에서
가장 귀한 보물

_ 탈무드 이야기

어느 동네에 부인들이 모여 이야기꽃을 피우고 있었대. 모락모락 피어나는 차를 마시며 이런저런 이야기를 나누었지. 그때 한 부인이 얼마 전 남편에게 선물로 받은 반지를 내보였어.

"글쎄, 생일날 남편이 이 다이아몬드 반지를 선물해주지 뭐예요."

부인은 자랑하듯 말했어. 그러자 옆에 있던 부인이 걸고 온 목걸이를 자랑하는 거야.

"저는 이 진주 목걸이를 남편에게 선물로 받았답니다. 그 가게에서 가장 눈부신 진주였다는군요."

이번에는 다른 부인이 지지 않고 브로치를 자랑했지.

"이 브로치는 외국의 유명 디자이너가 만든 건데요. 세상에 딱 하나밖에 없는 귀한 작품이라네요."

그런데 아무 것도 자랑하지 않는 부인이 한 명 있었어. 바로 그 집의 주인이었어. 한 부인이 집주인에게 잘난 척하듯 말했어.

"부인은 괜찮은 보석이 하나도 없나봐요?"

"어머, 설마 어떻게 보석 하나 없겠어요."

다른 부인들은 동정하듯 집주인을 바라보았어.

"아니에요. 제게는 세상에서 가장 값진 보석이 셋이나 있지요."

집주인의 말에 부인들은 눈이 동그래졌지.

'세상에서 가장 값진 보석이라니, 어떤 보석일까?'

'세상에서 가장 값진 보석을 세 개씩이나 가지고 있다고?'

부인들은 그 보석이 무엇인지, 안달이 나서 보여달라고 졸랐어.

"그 굉장한 보석을 어서 보여주세요."

"그러죠. 잠시만 기다려주세요."

집주인은 마당으로 나가 뛰어놀고 있던 세 아이들을 데리고 들어왔단다. 마당에서 신나게 뛰어놀던 아이들의 얼굴은 땀으로 뒤범벅되고 옷은 흙으로 얼룩져 있었지.

"이 아이들이 세상에서 가장 값진 제 보석입니다."

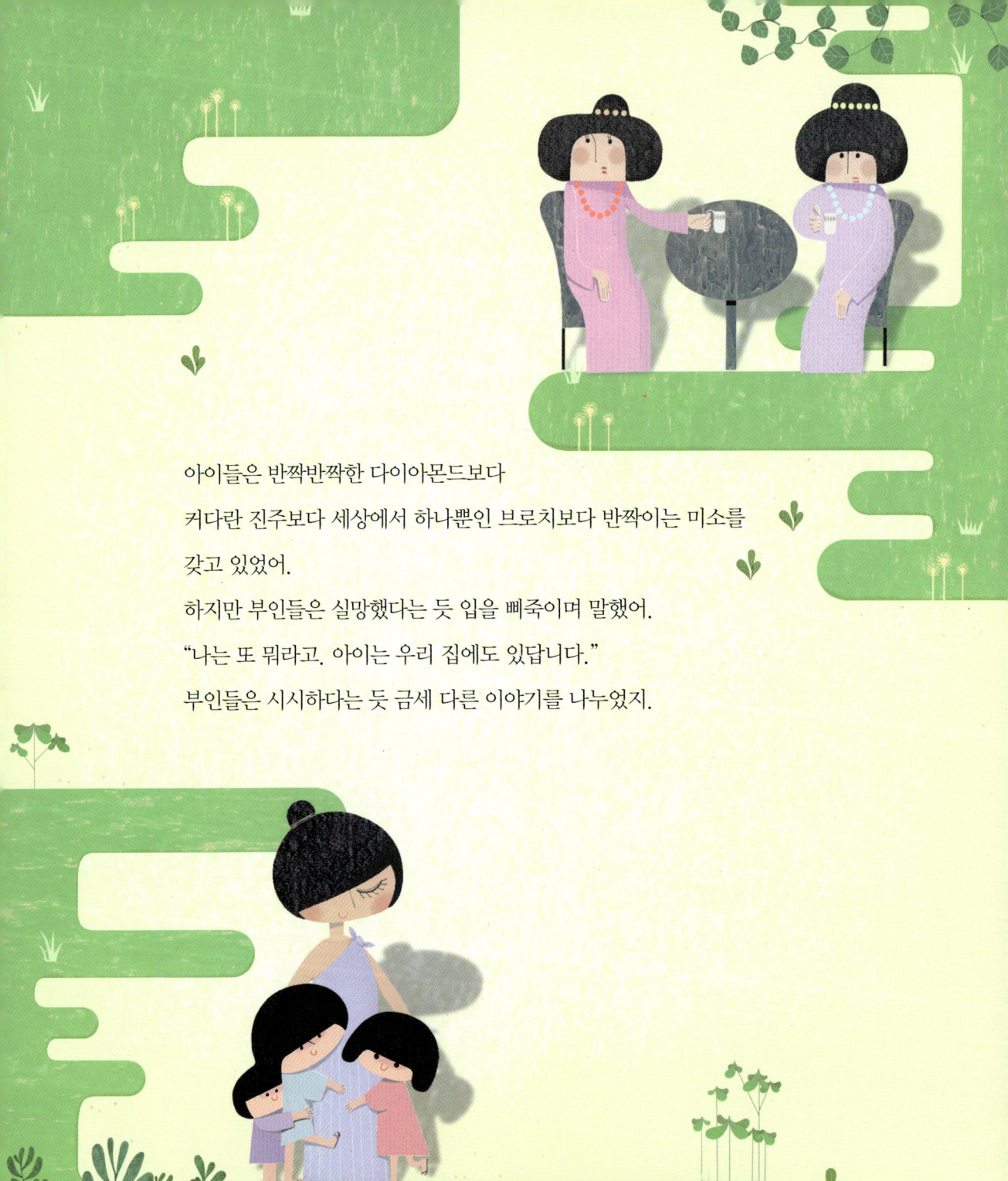

아이들은 반짝반짝한 다이아몬드보다
커다란 진주보다 세상에서 하나뿐인 브로치보다 반짝이는 미소를
갖고 있었어.
하지만 부인들은 실망했다는 듯 입을 삐죽이며 말했어.
"나는 또 뭐라고. 아이는 우리 집에도 있답니다."
부인들은 시시하다는 듯 금세 다른 이야기를 나누었지.

세월이 흘러 집주인의 세 아이들은 모두 어른이 되었어. 세 아이들은 훌륭하게 자라 세상에 없어서는 안 될 보석 같은 인물이 되었단다.

　아가야, 아가가 엄마 뱃속에서 무럭무럭 자라 세상에 태어난 뒤 우리 아기가 얼마나 귀한 선물이었는지 엄마가 잊으면 어쩌지? 동화 속 다른 부인들처럼 말이야. 잠을 설치고 기저귀를 갈아주고 작은 일에 허둥지둥하다가 조그만 두려움에 우리 아기 얼굴을 보며 우울한 표정을 지으면 어쩌지? 잔소리가 늘어가고 목소리가 커지고, 존재만으로 값진 우리 아기에게 화를 내면 어쩌지?

　엄마는 오래오래 이 동화를 기억할 거야. 너와 처음 이 동화를 읽은 이 순간을. 커다란 다이아몬드보다 반짝반짝한 진주보다 세상에서 하나뿐인 브로치보다 귀한 존재로 엄마에게 와준 것이 우리 아기였다고.

세상에서 가장 값진 보석이 우리 아기임을,
존재만으로 사랑스러운 것이 우리 아기라는 걸.

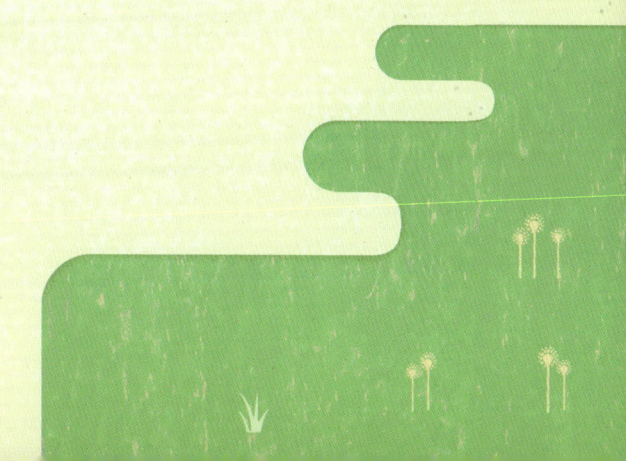

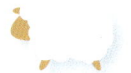

좌뇌성장 수학태교

아주 특별한 우리의 인연

수학태교는 우리 일상과 밀접하게 관계되어 있어 의외로 쉽게 접근할 수 있습니다. 계단의 수를 세며 오르는 것, 엄마가 먹은 귤의 수를 태아에게 말해주는 것, 아기와 만날 날을 체크해보는 것, 이것이 모두 수학입니다. 우리의 삶과 아주 밀접하게 관련된 수학적 사고를 태교에 접목시킴으로써 좌뇌를 자극하고 발달시켜 논리성과 사고력을 키웁니다. 수학태교는 아기와 일상의 수학 개념들을 대화하고 나누는 것에서 시작합니다. 그러나 아기가 장차 수학천재가 되리라는 욕심을 가지지는 마세요. 그것은 엄마의 스트레스로 작용하여 오히려 아기에게 나쁜 영향을 미치게 됩니다. 동화처럼 아름다운 이야기를 나누며 아이의 좌뇌를 자극하고 성장을 도와주세요.

우리 아기가 자라면서
얼마나 많은 사람들을 만나게 될까?

얼마나 많은 행복을 찾게 될까?
그 많은 인연 중, 우리의 인연은 아주 특별한 행복의 선물이구나.
행복하게 살아가는 것을 익히는 것이 철학이라고 하지.
현대 철학자 들뢰즈는 다른 사람과의 우연한 마주침을 통해
새로운 생성이 이루어진다고 했단다.
엄마와 아기의 우연한 마주침은 얼마나 소소한 일상의 행복과
얼마나 달뜨는 새로운 경험을 만들어낼까?
그런데 앞으로 우리 가족에게 새롭게 생성될 행복과 경험이
헤아리기도 어려울 만큼의 놀라운 확률적 만남에서 비롯되었다는구나.
엄마와 아기가 만나는 것이 얼마나 기적 같은 일인지
우리가 만날 확률을 보고 엄마는 오늘 또 놀랐단다.

우리 아기를 만날 확률은?

서로 모르던 엄마와 아빠가 만나 사랑을 하고 결혼을 했지. 세계 인구를 60억이라고 하고 남녀가 각각 반반이라고 하면 엄마는 30억 명 중에 아빠에게 뽑힌 거야. 아빠는 30억 명 중에 엄마의 마음에 쏙 들어온 거고. 이렇게 엄마와 아빠가 만날 확률은 30억분의 1 곱하기 30억분의 1인 셈이지.

우리 아기가 태어나기 위해서는 아빠의 정자와 엄마의 난자가 만나야 한단다. 정자가 2억 개라고 하면 엄마의 난자와 만날 확률은 2억분의 1인 셈이네. 물론 엄마의 난자 중 우리 아기가 될 난자를 만날 확률도 계산해야 해. 엄마가 내보내는 난자는 420개이고 그중에 우리

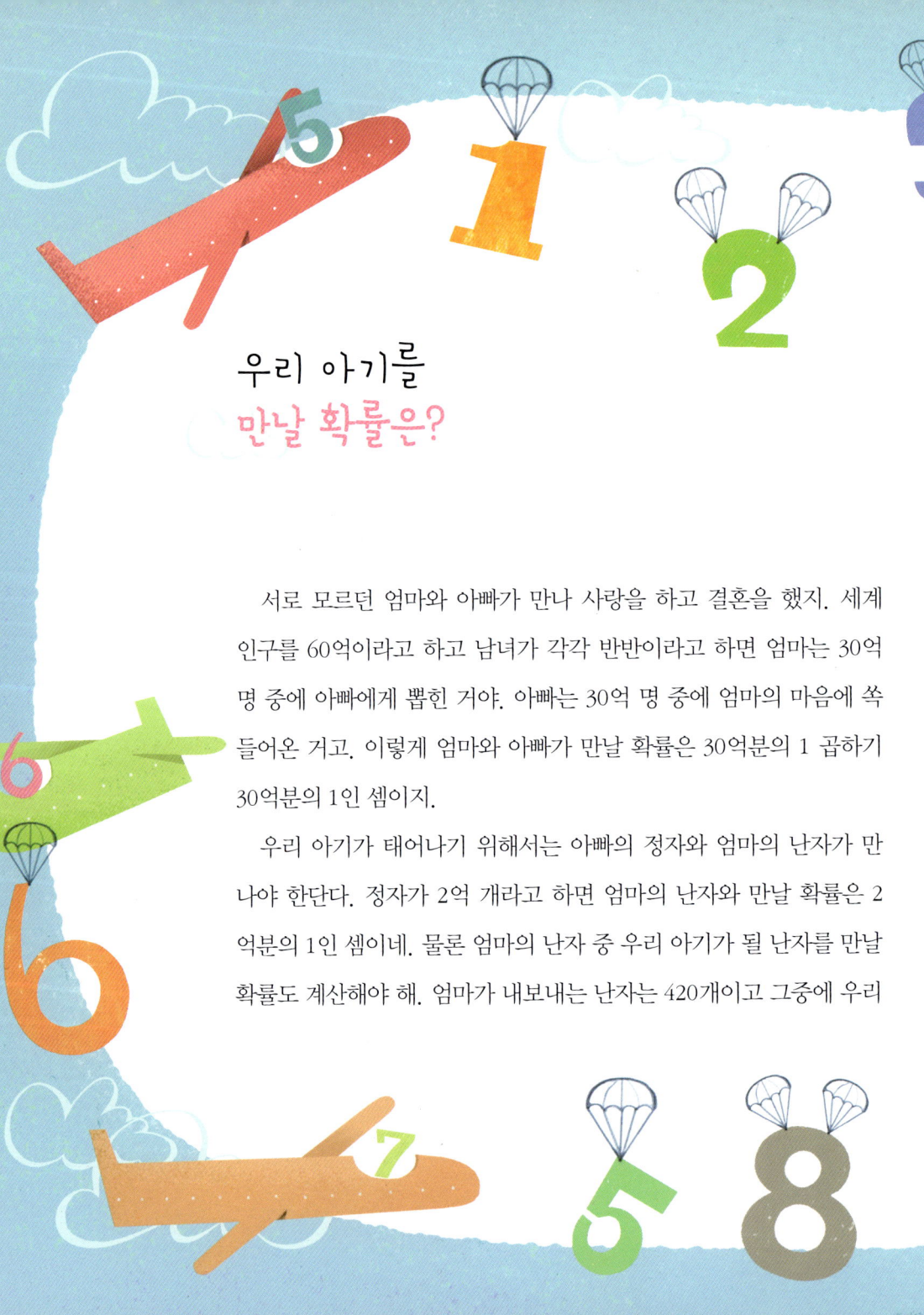

　아기가 될 한 개의 난자를 만날 확률은 420분의 1인 셈이구나.

　　이것만 계산해도 결국 엄마와 아빠가 만나고 임신을 해서 귀한 우리 아기를 가질 확률은 자그마치 30억분의 1 곱하기 30억분의 1 곱하기 2억분의 1 곱하기 420분의 1이 넘는다고 해. 로또 복권의 당첨 확률보다 훨씬 더 희박한 기회로 우리가 만나게 되는 거야.

　　아직 어떤 기적을 꿈꾸거나 경험해보지 못했다고 생각했는데 사실은 우리 아기가 엄마에게 온 것이 기적이었어. 우리 아기는 신께서 주신 삶의 기적 같은 선물이라는 것을 엄마는 한 번 더 느꼈단다. 우리 아기가 태어나 세상 사람들과의 우연한 마주침으로 갖게 될 또 다른 기적을 엄마는 꿈꾼단다.

　　또 다른 그 기적이 우리 아기의 행복
　　그리고 가치 있는 삶으로 이어지길….

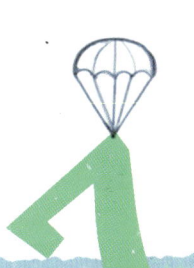
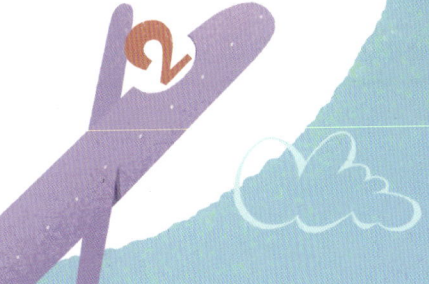

오감자극 후각태교

세상에서 가장 사랑스러운 향기

좋은 향기를 맡으면 기분이 어떤가요? 나도 모르게 미소가 지어지지요. 후각은 우리의 감각 중 가장 예민해요. 나에게 가장 편안함을 주는 향기를 찾아두고 임신 기간 중 차로 마시거나 에센셜오일로 기분을 전환하는 것도 방법이에요. 좋은 냄새를 맡으면 뇌에서 건강한 호르몬이 분비됩니다. 그리고 그 호르몬이 태아의 성장에 영향을 주고 건강하게 자랄 수 있도록 좋은 환경을 만들어주지요. 후각태교는 태아와 함께 편안하고 안정적인 감정을 공유하는 태교법이에요. 또한 오감태교에서 중요한 것은 태담과 손짓입니다. 말을 하며 손을 부지런히 움직이면서 태교를 하면 좌뇌 및 우뇌가 모두 잘 발달한답니다.

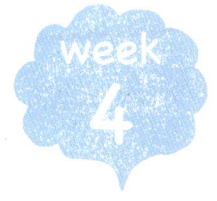

우리 아기 볼에서는
어떤 향기가 날까?

우리 아기 발에서는 어떤 향기가 날까?

아기 냄새는 세상에서 가장 달콤하고 향긋하다는데….

우리 아기에게는 엄마 뱃속으로 찾아오기 전

들고 온 꽃송이 향기가 나겠지.

상상만 해도 살살 사랑스런 향기가 나는 듯해.

우리 아기의 향기는 국화처럼 향기롭겠지.

국화의 향기처럼 사랑스럽겠지.

국화는 '황금'과 '꽃'을 의미하는 그리스어에서 유래했다는구나.

향기로운 국화 이야기를 들려줄게.

국화 이야기

옛날 동양의 귀족들은 국화를 신성한 꽃으로 여겼대. 귀하고 소중해 평민에게는 기르지도 못하게 했지. 난초, 매화, 대나무와 함께 국화를 사군자라고 불렀단다. 이 사군자는 동양의 고결한 식물 네 가지를 의미해.

또 옛날에 국화는 가정에 기쁨을 불러온다고 생각했어. 그래서 일본에서는 '행복의 축제'라는 명절에 국화로 장식을 한단다. 엄마는 오늘 우리 아기가 태어나 함께 살 이 집에 행복의 향기를 가득 채우고 싶구나. 은은하지만 맡으면 행복해지는 국화 향으로 말이야.

국화에는 예쁜 꽃말이 있단다. 빨간색 국화는 '당신을 사랑해요', 흰 국화는 '정직한 사랑'을 담고 있다니 훗날 우리 아기에게 빨간색 국화를 선물하며 "사랑해요"라고 고백하고 싶구나.

은은한 향기를 타고 국화의 옛 의미처럼
우리에게 최고의 행복이 찾아와준 것에 감사한단다.
우리에게 와준 너에게 감사한단다.

너는 한 떨기 꽃과 같이

_ 하이네 시 中

너는 한 떨기 꽃과 같이
귀엽고 예쁘고 깨끗하여라.
너를 바라보고 있노라면
가슴에 애수가 스며드누나.

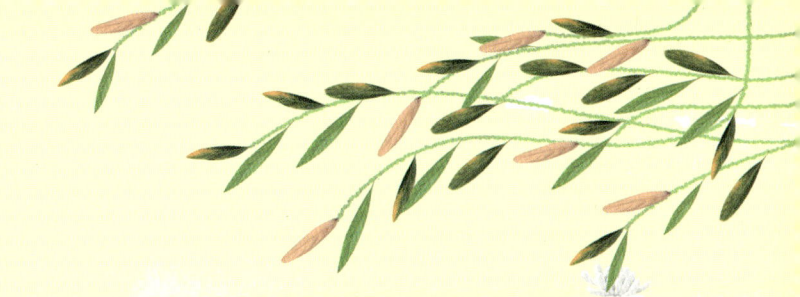

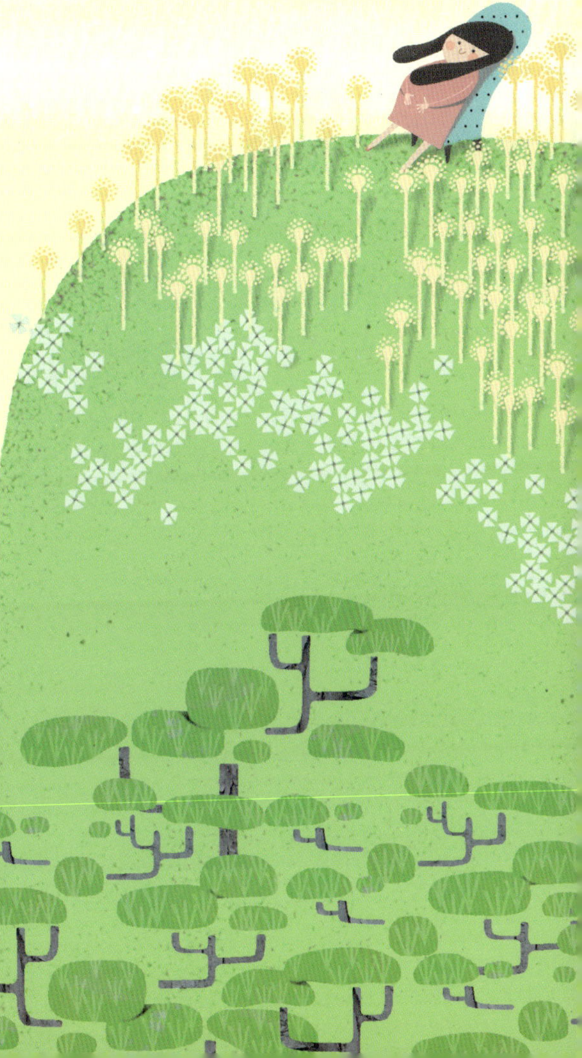

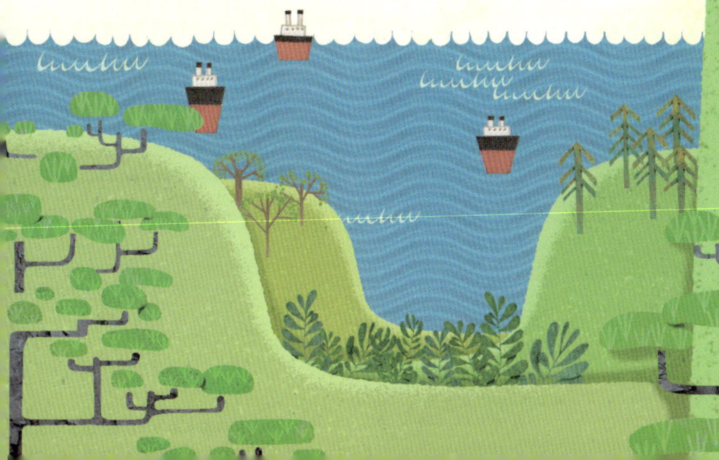

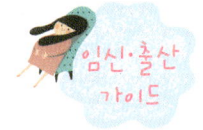

임신 초기 건강 수칙

건강한 임신과 태아의 성장을 위해서는 무엇보다 엄마의 마음과 몸을 건강하게 유지하는 것이 중요하다. 건강한 태내 환경을 위한 건강 수칙을 꼼꼼히 익혀 태교를 편안하게 시작하자.

편안한 생활 리듬을 유지한다

임신 초기에는 과로와 피로를 조심해야 한다. 유산의 원인이 되기도 하고 태아의 발달에도 영향을 주기 때문에 무리를 하지 않고 편안한 생활 리듬을 유지하는 것이 중요하다. 규칙적인 식사, 충분한 휴식, 적당한 운동, 정해진 시간에 자고 일어나는 등 몸의 컨디션을 최상의 상태로 유지하자. 직장에 다니는 엄마라면 특히 충분한 휴식과 수면을 통해 컨디션 유지에 신경을 써야 한다.

스트레스를 최소화한다

임신에서 무엇보다 중요한 것은 정서적인 안정이다. 임신부가 스트레스를 받으면 호르몬 균형이 깨지면서 태아에게도 안 좋은 영향을 준다. 명상과 가벼운 운동을 하거나 나만의 행복한 시간을 갖는다. 하루에 30분 이상 아이를 상상하며 동화를 읽는 등 태교를 준비하는 것이 스트레스 해소에 도움이 된다.

엽산 섭취는 임신 전부터 한다

엽산은 태아의 성장 발육을 돕는 필수적인 성분이다. 세포 생성을 촉진하고 뇌의 기능을 발달시키는 데 도움이 된다. 특히 신경관 결손, 심장병, 언청이 등 선천적 기형 예방에 영향을 주므로 임신 3개월 전부터 매일 0.4~1mg 정도 복용하는 게 좋다. 만약 당뇨병이 있거나 비만, 간질약을 복용하는 산모라면 고용량의 엽산을 섭취해야 한다. 엽산이 많이 들어 있는 음식에는 달걀, 시금치, 바나나, 땅콩, 멜론 등이 있다.

임신부에게 무엇보다 중요한 건, 행복이다

평소에 행복한 부부 관계는 산모의 건강과도 직결된다. 산모의 건강은 행복한 임신과 행복한 가족에게서 나온다. 늘 행복한 마음이라면 이보다 더 좋은 건강법이 어디 있겠는가!

임신 전 받아두면 좋은 검사

- **빈혈 검사**
  빈혈은 조산이나 저체중아를 출산할 위험이 있다. 임신 전 정상 철분 수치는 12~13g/dL이다. 철분 수치가 부족하다면 철분제를 복용해 정상 수치로 만든다.
- **B형 간염 검사**
  엄마가 보균자인 경우 미리 체크해 아이가 태어나자마자 면역글로불린과 예방 백신을 접종해야 한다. 또한 B형 간염 항체가 없는 경우 임신 전 미리 백신을 접종하자.
- **풍진 항체 검사**
  임신 초기에 풍진에 감염되면 태아의 시력, 청력, 심장 등에 기형이 발생할 수 있다.
- **그 외의 검사**
  매독 혈청 검사, 자궁경부암 검사 및 인유두종 바이러스 검사, 혈액형 검사, 그리고 자궁과 난소 상태를 체크해 태내 환경을 최적의 상태로 유지하자.

♥   문득 놀란다.
   '내가 엄마가 되었구나.'
   1살 아이의 엄마는 1살이고 2살 아이의 엄마는 2살이라는데,
   나는 이제 갓 첫발을 디딘 서툴기 그지없는 엄마다.
   하지만 아기와 함께 지혜를 찾고 행복을 만들 나는
   평범하지만 위대한 엄마다.

month 2

'엄마'라는 그 이름

내게 새로운 이름을 준
아가야,
엄마라는 말이 벅차구나.

박문일 박사의 임신 2개월 뇌태교 이야기

임신 5주가 되면 오감을 관장하게 될 영역들도 자리 잡게 됩니다. 동시에 뇌가 급격히 자라 8주가 되면 몸 전체의 50% 정도를 차지합니다. 임신 2개월 말이면 이미 뇌와 신경세포의 80%가 분화되어 척추도 생겨나고 태아의 내부에서부터 아주 작은 움직임이 보입니다. 이는 뇌가 이미 초보적인 기능을 하고 있다는 의미입니다. 태아가 살아 있다는 것을 상징하는 최초의 움직임은 임신 5주부터 보이는 심장박동입니다. 임신 6주에서 10주 사이 이미 태아의 몸은 천천히 움직이기 시작하여 스트레칭은 물론 머리, 팔, 다리의 회전 운동이 보이는데, 이는 이제 뇌가 활동적으로 기능을 하기 시작했다는 신호이지요.

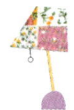

week 5

아기의 성장 초음파로 아기집을 볼 수 있어요. 이제 5주간은 장기 기관이 형성되는 중요한 기간으로 엄마는 특히 주의해야 해요.

엄마의 변화 호르몬의 작용으로 속이 메스꺼우며 입덧이 시작됩니다. 몸살감기에 걸린 것처럼 몸이 나른하고 한기를 느끼기도 하며 잠이 쏟아지기도 하지요.

아빠의 태교 엄마는 기본적인 산전 검사와 당뇨 검사, 간염 및 풍진 항체 검사, 갑상선 호르몬 검사 등 검사가 많은 때입니다. 병원에 방문할 때에는 함께 가세요.

week 6

아기의 성장 아기집뿐 아니라 아기의 모습도 초음파로 볼 수 있어요. 태아는 점점 모습을 갖추기 시작하면서 팔다리로 발달한 돌기가 보입니다.

엄마의 변화 위와 십이지장의 내용물이 식도로 역류해 가슴이 답답하고 소화가 잘 안 되기도 해요. 호르몬 영향으로 변비가 동반되기도 하고 두통이 심해지는 경우도 있으니 항상 좋은 컨디션을 유지하기 위해 신경을 씁니다.

아빠의 태교 임신 중 부부 관계는 가능하지만 임신 초기에는 조심하는 것이 좋아요. 대신 따뜻한 스킨십으로 아내의 마음을 행복하게 해주세요.

week 7

아기의 성장 눈, 코, 입이 커지면서 얼굴 형태가 점차 명확해집니다. 간, 위, 폐, 창자 등 내부 기관이 급속도로 만들어지고 심장도 완전히 발달하지요.

엄마의 변화 자궁 앞부분에 있는 방광이 압박을 받으면서 소변이 자주 마렵고 방광염이 생기기도 합니다. 이런 증상은 4개월 이후 자궁이 방광 위로 자리 잡으면서 자연스럽게 없어집니다.

아빠의 태교 무엇보다 임신 초기에는 유산의 불안함을 덜어주어야 합니다. 무거운 물건은 남편이 들고 가사도 분담하세요. 일찍 귀가해 아내와 많은 시간을 보내도록 해요.

week 8

아기의 성장 척추가 곧아진 태아는 몸을 세우고 머리를 들 수 있어요. 팔다리는 확실하게 구분되며 손가락, 발가락이 만들어지기 시작해요. 코, 입, 귀가 보이고 눈에 눈꺼풀이 생길 정도로 얼굴이 더욱 정교해집니다. 시신경과 청각신경도 생기기 시작합니다.

엄마의 변화 자궁이 어른 주먹만큼 커집니다. 입덧이 더욱 심해지며 호르몬의 영향으로 질 분비물이 늘어나요. 얼굴에 기미, 주근깨, 여드름 등이 생기기도 합니다.

아빠의 태교 엄마라는 자리만큼 중요한 것이 아빠입니다. 태아가 아빠의 존재를 느낄 수 있도록 늘 함께 태교를 하며 아빠 목소리를 자주 들려주세요.

우뇌성장 감성태교

너의 이름을 부르고 싶어

2개월이 되면 힘차게 뛰는 아기의 심장 소리를 듣게 됩니다. 쿵쾅쿵쾅 뛰는 아기의 심장박동에 맞춰 엄마의 심장도 요동치며 깊은 감동이 찾아오지요. 아기의 심장 소리를 듣던 첫날의 기억은 훗날에도 가슴 떨린 추억이 될 것입니다. 아기의 심장 소리를 들으면 이제 엄마라는 두 글자가 실감나기도 합니다. 엄마라는 단어의 의미를 하루에 한 번씩 마음에 담아보세요. 그 말처럼 가슴을 설레고 따뜻하게 하는 말이 또 있을까요? 그 마음을 담아 태명도 지어보세요. 태명을 지어주고 나면 아기와 이야기를 나누거나 동화를 읽어주는 등의 태교가 한결 자연스럽게 느껴집니다.

쿵쾅쿵쾅,
힘차게 뛰는 너의 심장 소리가 들리는구나.

그 소리와 함께 설렘과 벅참을 맛보았단다.
엄마라는 새로운 이름을 내게 준 아가야,
엄마가 된다는 것, 그 느낌을 어떻게 이야기할 수 있을까?
엄마라는 그 말이 이렇게 벅차고 설레고 두렵기도 한 말이었다는 걸
너를 만나고서야 알게 되었단다.
이제 많은 것이 달라지겠지.
거울을 보며 화장을 하는 것보다
우리 아기가 잠든 배를 쓰다듬으며 이야기 나누는 시간이 늘어가겠지.
그리고 너와 함께 나눌 행복한 시간을 꿈꾸겠지.
아마 나 자신에 대해서도 앞으로는 지금까지와는 전혀 다르게 느끼게 될 거야.
그리고 우리 아기도 더 깊이 사랑하게 될 거야.
엄마라는 그 이름으로….

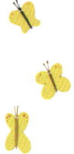

위대한 이름,
사랑스런 이름

_ 창작 동화, 강희나 作

    옛날 하늘의 왕에게는 세 명의 공주가 있었대. 그중 막내 공주는 세상의 온갖 이름을 지어주는 사명을 갖고 태어났단다. 공주는 세상에 새로운 것이 태어나고 생길 때마다 그 모양을 보고, 향기를 맡고, 쓰임을 본 후, 그에 어울리는 이름을 지어줬단다.

    그런데 어느 날부터 공주는 이름 짓는 일이 시시해졌어.

    '아무 이름이나 지으면 어떻담.'

    이렇게 생각한 공주는 아무렇게나 이름을 짓고는 놀러 다니기 바빴단다. 하늘의 왕은 공주를 불러 호통을 쳤어.

"이름에는 그 의미가 있는 법, 어찌 너는 그 중요한 사명을 모른단 말이냐!"

하지만 공주는 달라지지 않았어. 결국 공주는 하늘에서 쫓겨나 벌을 받게 되었지.

"세상에 내려가 세상에서 가장 위대한 이름과 세상에서 가장 사랑스런 이름을 찾아오도록 하여라. 그 두 이름을 찾지 못한다면 너는 하늘의 공주로 살지 못할 것이다."

공주는 세상에 내려가 가장 위대한 이름과 가장 사랑스런 이름을 찾아 다녔단다. 발이 온통 상처투성이가 되도록 말이야.

세상에는 공주가 태어나기 전부터 이름을 갖고 있던 많은 것들이 있었어. 하지만 어떤 이름이 위대한 이름인지 도통 알 수가 없었지. 또 어떤 이름이 가장 사랑스러운 이름인지 헷갈리기만 했지.

끝없이 세상을 돌아다니던 공주는 지친 몸을 뉘였어. 그때 향긋한 꽃향기가 코를 살살 간지럽혔지.

'이 꽃은 내가 모르는 아름다운 향기를 가졌어. 어쩌면 내가 태어나기 전 피어난 꽃 중에 가장 사랑스런 이름이 있을지 몰라.'

그때 꽃을 가꾸는 정원사가 공주에게 다가오자 공주는 벌떡 일어나서 정원사에게 물었지.

"혹시 이 꽃의 이름을 알고 있나요?"

"이 꽃은 프리지어예요."

정원사는 공주가 물어보는 대로 정원에 피어 있는 꽃의 이름과 그 의미를 하나하나 설명해주었어. 두 사람 사이에는 세상의 온갖 꽃향기가 피어났고 결국 두 사람은 사랑을 하게 되었단다.

"제가 세상에서 가장 위대한 이름과 가장 사랑스런 이름을 함께 찾아드릴게요."

정원사와 공주는 둘만의 결혼식을 올렸단다. 비록 축하해주는 사람은 없었지만, 온갖 꽃들이 날리며 춤을 추는 듯했고 온갖 향기가 이들의 행복을 이곳저곳으로 전해주었지.

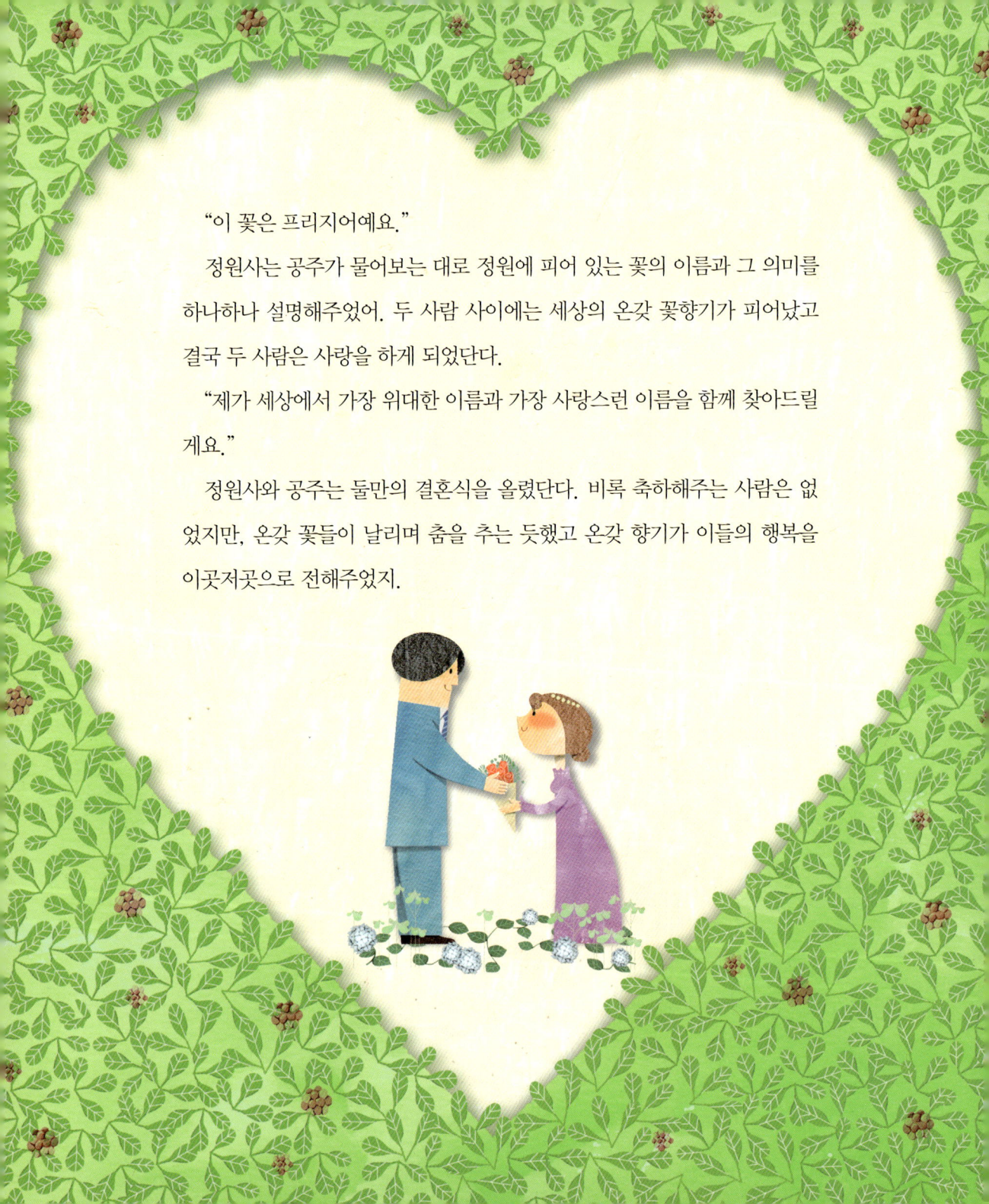

그리고 1년이 지나 공주와 정원사 사이에는 예쁜 아기가 태어났단다. 그때까지도 공주는 가장 위대한 이름과 가장 사랑스런 이름을 찾지 못했어. 어느새 쑥쑥 자라 말똥말똥 눈을 반짝이던 아기가 옹알옹알 입을 움직이더니 작은 소리로 "엄마!" 하고 부르는 거야. 그때 공주의 가슴에는 벅찬 환호와 설렘이 피어올랐단다.

"세상에서 가장 사랑스런 아가야!"라는 말이 절로 나왔지. 공주는 세상에서 가장 위대한 이름과 사랑스런 이름이 무엇인지 알 것 같았어.

바로 엄마와 아기였던 거야.

하늘 왕이 내어준 숙제를 풀었으니 이제 공주는 하늘로 돌아갈 수 있었지. 하지만 공주는 모든 것을 누릴 수 있는 하늘 왕의 딸로 돌아가지 않았어. 평범하지만 행복한, 가슴 벅찬 엄마라는 이름을 지키기 위해서 말이야. 공주는 세상에서 가장 위대한 이름을 가진 엄마가 된 것이 무엇보다 행복했단다.

하늘 왕의 공주처럼 엄마에게 세상에서 가장 위대한 이름을 준 아가야. 우리 아기가 세상에 태어나 어떤 이름을 갖든 사실 그건 이름에 불과하단다.

아가야, 너는 세상에 태어난 것 자체로
가장 사랑스럽고 가장 가치 있는 존재란다.
가장 사랑스러운 이름을 가진….

우뇌성장 감성태교

좋은 엄마 아빠가 될게

아기의 건강한 심장 소리를 들으면 설레고 떨리기도 하지만 부모라는 존재에 대해 다시 고민하게 되기도 합니다. 나는 어떤 부모이고자 하는지 생각하는 시간이야말로 부모 됨의 첫 번째 과정이라고 할 수 있습니다. 다양한 동화책을 아기에게 읽어주며 아기와 교감을 나눠보세요. 부모가 된 벅찬 감정을 나누고, 소소한 일상을 함께하세요. 행복을 나눌 우리만의 시간이 많아질수록 아기는 건강하게, 긍정적으로, 지혜롭게 자라게 될 것입니다.

왜 사람들은
엄마는 위대한 존재라고 말할까?

과연 엄마는 얼마나 위대한 것일까?
엄마에게도 엄마가 있단다. 생각만 해도 포근하고 따뜻한 그 이름.
하지만 그전에는 한 번도 '내가 엄마가 된다면, 어떤 엄마일까?'라는
생각을 해보지 못했구나.
세상에는 엄마라는 위대한 이름으로 아이의 가치를 빛나게 한 엄마들이 많단다.
그중 에디슨의 어머니는 이미 많은 사람들에게
위대한 어머니의 모습으로 남아 있어.
에디슨의 어머니가 자식을 대하는 모습을 보며 엄마도 훗날
우리 아기가 힘든 일이 생길 때 힘이 되어주고, 믿어줘야지 하는 생각을 했지.
꼭 위대한 인물이 되지 않아도 네가 얼마나 가치 있는 존재인지
알려줄 수 있는 엄마가 되고 싶구나.

에디슨을 위대하게
키운 한 사람, 어머니

_ 위인 이야기

　　에디슨은 어려서부터 늘 '왜?'라는 질문을 입에 달고 다니는 호기심 많은 아이였어. 거위 알을 품고 거위가 깨어나기를 기다리기도 하고 불이 왜 타는지 알고 싶어 불을 피웠다가 화재를 일으키기도 했단다. 초등학교에 입학해서도 엉뚱한 질문을 하기 일쑤였지.

　　"선생님, 왜 1 더하기 1은 2인가요? 왜 3이나 4는 안 되나요?"

　　"너처럼 엉뚱한 질문을 하는 아이는 처음이다. 어서 하라는 공부나 하지 못해!"

　　선생님은 에디슨의 질문이 엉뚱하고 쓸데없다고만 말했어. 그러고는 결국 에디슨을 문제아 취급했단다.

　어느 시기가 되면 '왜?'라는 질문을 많이 한다는데 엄마는 우리 아기가 어떤 질문을 할지 궁금하구나. 엄마가 모르는 것은 함께 찾아보며 엄마도 다시 우리 아기의 눈에 맞춰 세상을 배워나가게 되겠지.

　아가야, 세상의 많은 것들에 호기심을 달고 세상을 따뜻하게 바라보는 아이로 자라길 바란다.

　하지만 선생님은 에디슨이 세상에 갖는 호기심을 이해하지 못했어. 학교 공부를 못하고 엉뚱한 질문만 하는 아이, 심지어 학업을 계속할 능력이 없는 아이로 평가하여 퇴학을 시켰단다.

　마지막으로 학교에 간 날 에디슨의 어머니는 선생님께 말했단다.

　"선생님은 우리 아이의 단점만 알지 장점은 알지 못하시는군요. 이 아이는 다른 아이들이 갖지 못한 장점을 가지고 있습니다."

　에디슨의 어머니는 에디슨이 결코 문제아라고 생각하지 않았어. 다만 다른 아이들과 생각하는 것이 조금 다를 뿐이라고 여겼지.

　"에디슨, 너는 절대로 바보가 아니야. 네가 너무 똑똑해서 선생님이 너를 제대로 가르치기 힘드신 듯하구나."

　에디슨은 엄마의 믿음을 느꼈겠지. 절대적으로 아들을 지지하는 마음을 말이야.

　에디슨의 어머니는 그때부터 아들을 직접 가르쳤단다. 호기심 많은 아들을 위해 우선 책에 흥미를 느낄 수 있도록 했어. 책 읽기에 재미를 붙인 에디슨은 3년 동안 도서관의 책을 통째로 다 읽어버렸단다.

    결국 에디슨의 어머니가 선생님께 한 말처럼 에디슨은 다른 아이들이 갖지 못한 장점으로 세계적인 과학자가 된 거야. 전화기를 만들고 전구와 사진기, 축음기 등 호기심이 아니었으면 발명해낼 수 없었던 발명품들로 세상을 빛나게 했단다.

아가야, 네가 궁금해 하는 것을 함께 찾아주는 엄마가 될게.

네가 사람들에게 어떤 오해를 받아도 끝까지 믿어주고 함께하는 엄마가 될게.

어떤 틀에 박혀 너를 가두거나 평가하지 않을게.

단점을 장점으로 함께 만들고 키워가는 엄마가 될게.

아가야, 엄마도 에디슨의 어머니처럼 너 자체로 사랑해주고,
너 자체로 믿어주고, 너 자체로 너다운 것을 성장시켜주는
엄마가 되고 싶구나.

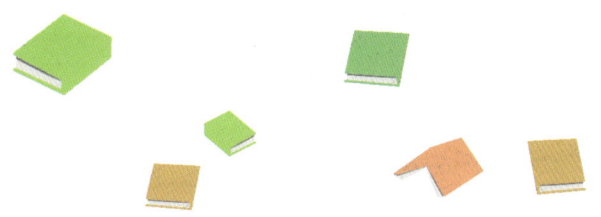

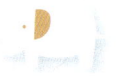

좌뇌성장 수학태교

멋진 매일을 만들어가자

수학은 단순한 계산을 위한 학문이 아니에요. 수학 안에는 세상의 호기심이 가득 들어 있답니다. 다양한 수학 이야기에는 옛 사람의 지혜와 탐구가 오롯이 녹아 있기도 해요. 세상의 이치를 알아가는 것, 수학의 의미를 알아가는 과정을 아기와 나눈다면 아기는 좀 더 세상의 이치에 호기심을 가지게 될 것입니다. 우리가 무심코 사용하는 숫자의 의미, 옛사람들의 탐구와 의미를 아기와 나눠보세요. 수학을 가까이 할 때 가능한 한 종이에 숫자를 쓰거나 손가락을 많이 움직여보세요. 엄마의 손가락 움직임은 아기의 좌뇌 발달에 참 좋습니다. 동화를 읽어줄 때도 1, 2, 3 숫자를 손가락으로 표시하면서 읽어주세요.

아가야, 너를 만나고부터
소소한 것들에 새로운 의미가 생기는구나.

매년 탁상 위에 놓여 있던 달력도
이젠 너와의 추억이 담기는 특별한 것이 돼.
1, 2, 3, 4, 5, 6, 7, 8, 9….
달력의 어느 달, 어느 날 하나 소중하지 않은 날이 없겠지.
그런데 달력에 있는 숫자에는 우리가 함께할 추억뿐 아니라
옛날 사람들이 수를 만들면서 담은 의미가 있다는구나.
세상 사람들이 담은 수의 의미는 무엇일까?

수에 담긴
재미있는 의미

　아가야, 처음 우리가 숫자를 셀 때 1, 2, 3… 이렇게 세지? 숫자를 셀 때 늘 처음 나오는 수가 1이야. 그래서 1은 모든 수의 시작과 모든 것의 우두머리를 나타내고 최초를 의미하기도 한단다. 또 행복의 수, 축복의 수를 나타낸다고도 하니 우리 아기에게도 1의 수가 가득했으면 좋겠구나.

　2는 우주에 있는 온갖 것들의 어울림과 조화를 나타내는 수래. 남자와 여자, 좋은 것과 나쁜 것, 아버지와 어머니, 해와 달 등 말이야.

　3은 안정과 조화를 나타내. 시간에서는 과거-현재-미래 세 가지를 나누기도 하고 하늘-땅-사람을 3이란 수로 구분하기도 하지. 이

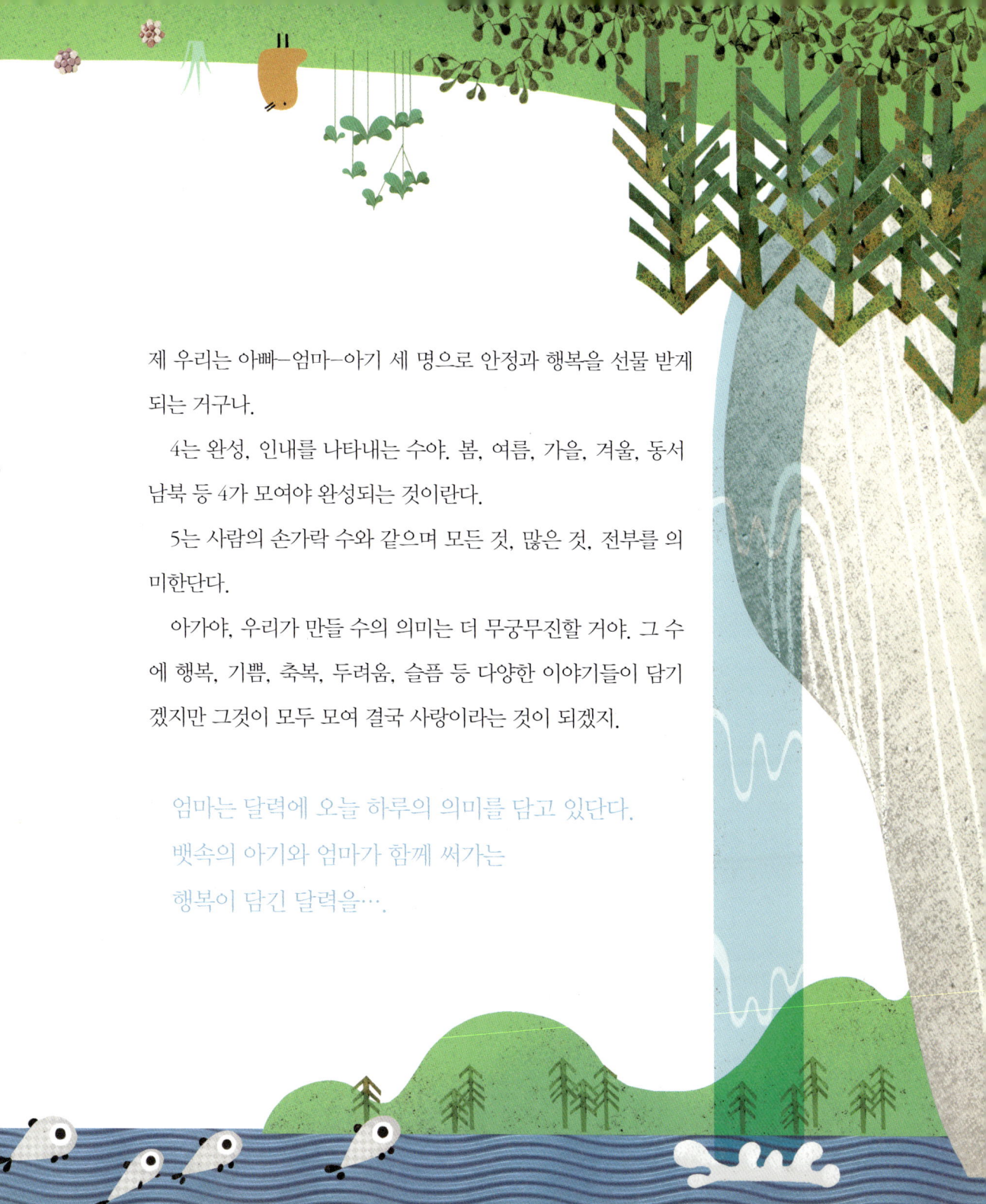

제 우리는 아빠-엄마-아기 세 명으로 안정과 행복을 선물 받게 되는 거구나.

    4는 완성, 인내를 나타내는 수야. 봄, 여름, 가을, 겨울, 동서남북 등 4가 모여야 완성되는 것이란다.

    5는 사람의 손가락 수와 같으며 모든 것, 많은 것, 전부를 의미한단다.

    아가야, 우리가 만들 수의 의미는 더 무궁무진할 거야. 그 수에 행복, 기쁨, 축복, 두려움, 슬픔 등 다양한 이야기들이 담기겠지만 그것이 모두 모여 결국 사랑이라는 것이 되겠지.

엄마는 달력에 오늘 하루의 의미를 담고 있단다.
뱃속의 아기와 엄마가 함께 써가는
행복이 담긴 달력을…

오감자극 촉각태교

가만히 엄마 품을 느껴봐

아기와 스킨십을 많이 하면 머리가 좋아진다고 합니다. 이것은 틀린 말이 아니에요. 보고에 따르면 촉각태교가 두뇌 발달과 관련이 있다고 해요. 촉각태교는 일상에서 쉽게 할 수 있어요. 촉각의 느낌을 아기에게 전달하는 거예요. 남편의 손에서 느껴지는 따뜻함이나 폭신폭신한 소파에 앉았을 때의 편안함을 나누는 거예요. 아기는 엄마가 느끼는 편안함과 따뜻함을 고스란히 느끼며 그 양분으로 쑥쑥 자라날 거예요. 또한 오감태교를 할 때는 보다 현실적으로 느끼면서 해야 합니다. 초음파 사진의 이미지가 아닌 움직이는 아기의 모습을 생각하세요. 아기는 이미 엄마 뱃속에서 움직이고 있답니다.

오감 발달 정보
촉각 : 엄마의 뱃속에 있는 아기는 오감 중 촉각을 제일 먼저 느껴요. 2개월째인 7~8주부터 처음 촉감을 느끼고 반응을 한답니다.

우리 아기를 품에 안으면 어떤 느낌이 날까?

보들보들 볼을 부비고 젖을 물리면 너의 부드러운 느낌이
엄마의 온몸에 사랑을 말해주겠지.
엄마의 손끝을 타고 신기하고 행복한 촉감을
온몸으로 느끼게 되겠지.
아가야, 엄마의 뽀뽀를 느껴보렴.
엄마의 품을 느껴보렴.
그리고 이야기해주렴.

뽀뽀가 제일 좋아

_ 창작 동시

까칠까칠, 아빠의 뽀뽀는 까칠까칠

보들보들, 엄마의 뽀뽀는 보들보들

거칠거칠, 내 장난감 티라노사우루스의 뽀뽀는 거칠거칠

매끌매끌, 내가 좋아하는 사과의 뽀뽀는 매끌매끌

폭신폭신, 내 친구 토끼의 뽀뽀는 폭신폭신

나는 세상에서 뽀뽀가 제일 좋아.

☀ 아가야,
  엄마 뱃속의 촉감은 어떠니?
  출렁출렁 배를 타는 것처럼 신나니?
  둥실둥실 하늘에 떠 있는 구름처럼 부드럽니?
  엄마와 함께 우리 아기가 세상의 모든 느낌들을 경험했으면 한단다.

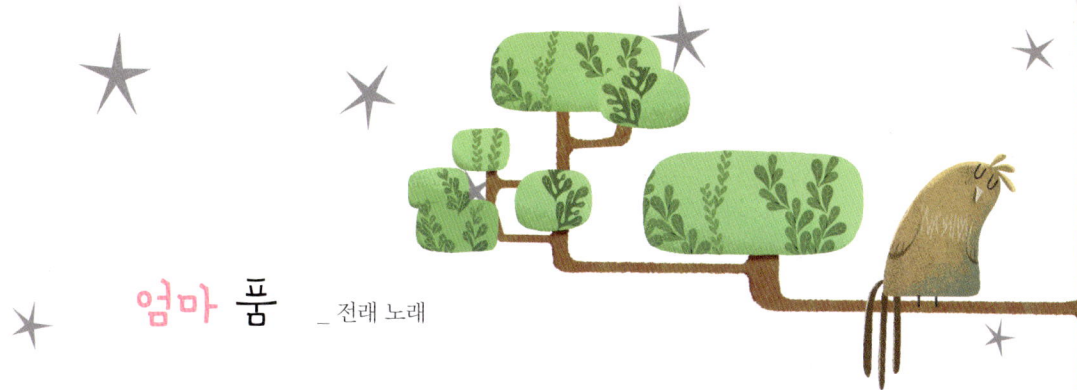

엄마 품 _전래 노래

새는 새는 나무에 자고 쥐는 쥐는 구멍에 자고
소는 소는 마구에 자고 닭은 닭은 홰에 자고
돌에 붙은 따개비야 나무에 붙은 솔방울아
나는 나는 어데 잘까 우리 엄마 품에 자지

칭얼칭얼 청삽사리 마루 밑에 잠을 자고
넙덕넙덕 숭어새끼 바위 틈에 잠을 자고
꼬글꼬글 꼬글할매야 쪼글쪼글 쪼글할배야
나는 나는 어데 잘까 우리 엄마 품에 자지

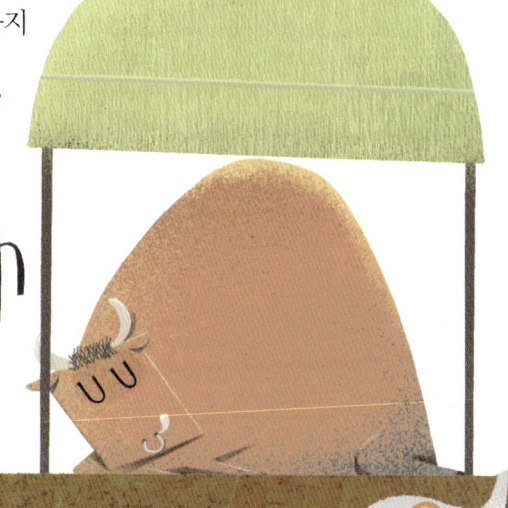

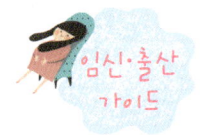

유전자보다 더 강력한 태내 환경

사람의 두뇌가 가장 발달하는 때가 언제일까? 바로 엄마의 뱃속에서 자라는 태아 시기이다. 아기가 태어난 후 '어떤 교육을 할까'라며 조기 교육에 열을 올리는 것보다 엄마 뱃속에서의 40주 동안의 태내 환경을 건강하게 유지시키는 편이 더 낫다.

건강한 태내 환경은 태교에 있다!

미국 피츠버그대학 합동 연구팀은 인간의 두뇌 발달과 관계된 놀라운 논문을 발표한 바 있다. 그들의 연구에 따르면 두뇌 발달에 영향을 미치는 결정적인 요소가 부모의 유전자가 아니라는 것이다. "유전자는 사람의 IQ를 결정하는 데에 48%의 역할밖에 하지 않는다. 인간의 지능지수는 유전적인 요소보다는 자궁 내 환경, 즉 태내 환경이 결정적이다"라고 발표하여 임신 기간의 중요성에 대해 강조했다. 피츠버그대학의 연구팀은 자궁 내 환경을 건강하게 만들기 위해 충분한 영양과 산소 공급, 편안한 마음, 유해 물질의 차단 등이 필요하다고 밝혔다. 이는 오래전부터 우리 선조들이 임신부들에게 꾸준히 권장해왔던 개념인 전통 태교와도 흡사하다. 태아가 자궁 내에 있을 때 임신부가 얼마나 충분한 영양을 공급받았는지, 얼마나 스트레스 없는 환경에서 생활했는지, 태아에게 해로운 환경을 얼마나 멀리했는지가 장차 태어날 태아의 건강은 물론 뇌에도 영향을 미친다는 것이다.

임신 3개월 전부터 아빠의 태교가 시작된다

1803년 사주당 이씨가 저술한 조선 시대의 태교 지침서 《태교신기》에는 전통 태교법이 자세히 나와 있다. 특히 "스승의 십 년 가르침이 어머니가 열 달 길러주심만 못하고, 어머니가 열 달 길러주심은 아버지가 하루 낳아주심만 못하다"는 글이 있다. 임신부는 물론 아빠의 몸가짐에 대해서도 강조한 말이다. 과학적으로 표현하면 수정되는 정자를 최상급으로 만들기 위해 아빠의 역할이 중요하다는 것이다. 한 달에 한 번 배출되는 난자와 달리 정자가 만들어지기까지는 약 석 달이 걸린다. 최소 임신 3개월 전부터 아빠는 건강한 정자를 만들기 위한 계획을 세워야 한다. 임신을 계획했다면 최소 3개월 전부터 부부가 함께 나쁜 음식을 피하고 쾌적한 환경과 편안한 마음을 갖기 위한 노력을 하는 것, 그것이 태교의 시작이다.

태교는 매일 일정하게 규칙적으로 한다

일상의 소소한 이야기들까지 편안하게 태아와 주고받는 것이 가장 좋은 태교다. 언제나 아기와 함께하는 것이다. 하지만 그러기가 쉽지 않다. 최소한 일정 시간 동화책을 읽거나 태담을 나누는 등의 시간을 매일 규칙적으로 꾸준히 하는 것이 중요하다.

스테딕 부부의 태교 일기

미국의 평범한 부부에게서 태어난 네 아이가 모두 IQ 160 이상으로 태어났다면 이건 우연이었을까? 4명의 천재를 낳은 스테딕 부부의 태교 이야기가 알려지면서 세상을 떠들썩하게 한 일이 있다. 부부는 태아의 놀라운 능력을 믿고 태교에 확신을 가졌다고 한다. 그들의 태교법은 부부의 이름을 따 스테딕 태교로 세상에 알려지게 되었다. 그 태교법 중 하나가 바로 동화를 읽어주는 것이다. 감정을 풍부하게 실어 태아와 교감하며 동화를 읽어주면 태교에 더욱 효과적이다.

♥   가만히 마음에 귀 기울여본다.
   이유 없이 우울해지는 나를 만나고
   내 뱃속에서 편안히 잠자는 아기를 만나고
   비로소 편안해진다.
   아기를 재우듯 나를 토닥토닥 위로한다.
   종잡을 수 없는 감정, 감정도 엄마가 되는 연습을 하는가 보다.

month 3

마음이 오락가락

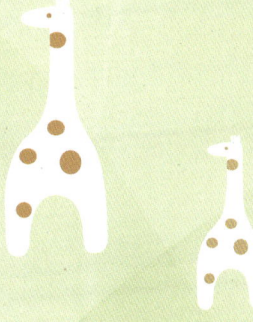

아가야,
엄마의 기분을
느끼니?

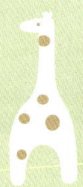

박문일 박사의 임신 3개월 뇌태교 이야기

뇌의 각 부분이 제 모습을 갖추게 되면서 뇌세포가 거의 완성됩니다. 이제 뇌가 외부 환경에도 민감해지기 시작하여 10~15주 사이의 태아는 외부 자극에 반응해 움직이기도 합니다. 10주가 되면 촉각 전달을 위한 피부신경이 나타나면서 손을 얼굴로 가져가는 움직임, 입을 여는 움직임, 양수를 삼키는 움직임 등이 보입니다. 코는 임신 11~15주에 주로 발달됩니다. 태아가 양수 안에 있다고 해도 코의 후각세포는 냄새를 맡을 수 있다는 것이 증명되었습니다. 각종 냄새를 느끼는 태아의 자궁 내 학습 형태는 태어난 후의 행동 양상과도 관련이 있습니다. 즉, 뇌의 기억력이 이미 이 시기부터 생기게 되는 것이지요.

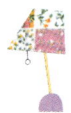

week 9

아기의 성장 팔이 자라고, 팔꿈치가 생겨 구부릴 수 있어요. 다리도 허벅지, 종아리, 발로 확연하게 구분돼요. 손가락과 발가락도 분리되면서 팔다리가 제 모습을 갖춘답니다.

엄마의 변화 유방이 눈에 띄게 커져서 닿기만 해도 약간의 통증이 느껴지며 하복부, 허리, 옆구리가 아프기도 하고 다리가 저리기도 해요. 이런 증상들은 호르몬에 의한 것이니 걱정하지 않아도 돼요. 만약 통증과 함께 출혈이 동반되면 즉시 병원으로 가야 합니다.

아빠의 태교 아내는 입덧이 심해지고 감정 변화도 많을 때예요. 서툴더라도 맛있는 밥상을 차려 깜짝 이벤트를 해주세요. 아내에게 작은 행복을 선사하는 것이 아빠의 태교입니다.

week 10

아기의 성장 배아기를 지나 10주부터 본격적인 태아기에 접어듭니다. 태아기가 되면 기형 위험성이 적어지며 완전하지는 않지만 사람의 모습을 갖추기 시작합니다.

엄마의 변화 호르몬 영향으로 자궁과 질이 부드러워지고, 신진대사가 활발해지면서 질 분비물이 많아져요. 이때의 분비물은 투명하고 옅은 크림색이며 외음부가 가렵지는 않아요. 분비물의 양이 너무 많거나, 가렵거나 또는 냄새가 나면 병원을 방문하세요.

아빠의 태교 아내는 감정 기복이 심해지고 우울증을 호소하기도 해요. 이런 아내의 민감한 감정 변화는 태아에게 좋지 않은 영향을 끼치므로 남편이 각별히 신경을 써야 하는 시기입니다. 가능한 한 즐거운 일을 많이 만들어주세요.

week 11

아기의 성장 눈, 코, 입이 커지면서 얼굴 형태가 점차 명확해집니다. 간, 위, 폐, 창자 등 내부 기관이 급속도로 만들어지고 심장도 완전히 발달해 우렁차게 뛰는 심장 소리도 확인할 수 있어요.

엄마의 변화 임신 전보다 많은 열량을 소비하기 때문에 기초대사량이 25% 정도 증가합니다. 충분한 양의 열량을 보충할 수 있도록 음식 섭취에 신경 쓰세요. 평소보다 땀이 많아지니 물을 많이 마시도록 합니다.

아빠의 태교 아내가 먹고 싶어 하는 것이라면 무엇이든 사다줄 수 있는 마음을 가져야 합니다. 아내는 지금 작은 것에 감동할 때입니다. 그리고 그런 감동이 필요할 때입니다.

week 12

아기의 성장 급속도로 성장해 몸이 두 배 정도 커져요. 근육, 뼈, 손가락이 발달하면서 양수 속에서 자유롭게 움직이며 손가락, 발가락이 5개씩 분리되고 손톱과 발톱도 생겨요. 모근이 생겨나고 외부 생식기가 발달해 성별이 구분돼요.

엄마의 변화 입덧은 차츰 줄어들어 식욕이 생기며 유산의 위험도 낮아져 마음의 여유가 생길 때예요. 혈액이 다리나 발에 정체되어 뇌에 공급이 일시적으로 감소하면서 현기증이 나타날 수 있어요.

아빠의 태교 아내의 팔, 다리 및 복부에 가볍게 마사지를 해주세요. 트임을 방지할 수 있을 뿐더러 스킨십은 아내의 기분도 전환시켜주며 태아에게도 따뜻한 태교가 됩니다.

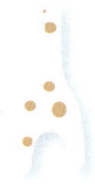

우뇌성장 감성태교

마음이 모여 엄마가 된다

입덧이 더욱 심해지는 3개월 무렵은 임신 기간 중 가장 힘든 때로 꼽힙니다. 하루에도 여러 번씩 마음이 오락가락 하니 스스로도 종잡을 수 없게 되지요. 신경질과 짜증이 뒤섞여 우울해지기도 합니다. 많은 임신부들이 이 시기에 느끼는 감정이에요. 그렇다고 해서 우울함을 움켜잡고 있지는 마세요. 좀 더 깊이 감정의 변화를 받아들이고 마음을 편안하게 하는 방법도 찾아보세요. 친구를 만나 수다를 떨거나 그동안 하고 싶었던 일에 도전해보는 등 분명 이 시기를 지혜롭게 이겨내는 방법도 찾을 수 있을 것입니다. 이런 혼란은 이제 시작인지도 모릅니다. 아이를 키우다 보면 혼란스러울 때가 많으니까요. 오히려 이 시기에 어떤 부모이고자 하는지에 대해 고민해보는 것도 좋습니다. 부모 철학을 세우고 나면 아이를 키우면서 오게 되는 혼란스러운 시기도 지혜롭게 넘길 수 있을 것입니다.

아가야, 엄마의 감정을 너도 느끼니?

요즘 엄마는 자주 기분이 우울해지곤 해.
입덧을 시작했기 때문일까?
입덧은 우리 아기가 엄마 뱃속에서 잘 자라고 있다는 신호라는데
아무 것도 하고 싶지 않고 자꾸 누워만 있게 되는구나.
오늘은 아빠에게 괜히 짜증도 냈단다.
그럴 때면 가만히 눈 감고 새근새근 잠자는 너의 모습을 상상해.
가만히 배에 손을 얹고 너에게 말을 걸어보기도 해.
그러면 평온이 물결처럼 마음에 고요를 몰고 오는구나.

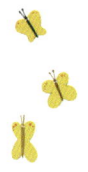

엄지공주

_ 안데르센 동화

옛날 어느 마을에 아기를 간절히 원하는 한 부인이 살았어. 부인의 간절한 소원은 꽃의 요정에게 전해졌지. 요정은 부인에게 아직 피어나지 않은 꽃봉오리 한 송이를 선물로 주었어.

어느 날 따스한 햇볕이 여린 꽃봉오리에 내려앉았단다. 꽃봉오리는 날갯짓하듯 꽃잎을 펼쳤지. 그러자 그 안에 작은 여자아이가 자고 있는 거야.

"어머나, 이렇게 예쁘고 사랑스러운 아기를 봤나."

부인은 너무 기뻐 가슴이 터질 것만 같았지. 부인은 그 아이에게 엄지처럼 작다고 하여 엄지공주라는 이름을 지어주었단다.

꽃보다 예쁜 아이를 본 부인은 얼마나 행복했을까? 작은 엄지공주가 얼마나 사랑스러웠을까? 꽃봉오리에서 자고 있는 엄지공주가 꼭 엄마 뱃속에서 자고 있는 우리 아기인 듯만 하구나.

부인은 엄지공주를 사랑으로 키웠어. 그 시간은 별처럼 빛나는 행복한 나날이었단다. 엄지공주는 햇살처럼 따뜻한 마음을 가진 엄마가 있어 무척 기뻤어. 그러던 어느 날 어미두꺼비가 엄지공주를 몰래 데려갔단다. 어미두꺼비는 엄지공주를 자신의 아들과 결혼시키고 싶었던 거야.

엄마와 헤어진 엄지공주는 무섭기만 했어. 다행히 물고기들의 도움으로 두꺼비가 사는 연못을 탈출할 수는 있었지만 엄지공주는 두렵고 슬픈 마음만 들었단다.

"엄마, 보고 싶어요. 어디 계세요!"

엄지공주는 자신이 너무 작아 엄마를 찾아갈 수 없는 것이 슬펐단다. 다행히도 들쥐아주머니를 만난 엄지공주는 숲속 생활을 시작했어.

아직 작은 엄지공주에게 숲속 생활은 쉽지 않았을 거야. 엄마가 그립기도 하고 외롭기도 했겠지. 햇빛이 들지 않는 들쥐아주머니의 집을 생각하니 엄지공주의 마음이 어땠을지 상상이 가는구나.

그런데 더 슬픈 일이 생기고 말았어. 들쥐아주머니는 능력 좋은 두더지에게 엄지공주와의 결혼을 약속하고 말았단다. 들쥐아주머니의 은혜를 생각한 엄지공주는 차마 거절할 수 없었어. 결혼을 앞둔 어느 날, 엄지공주의 도움을 받은 제비 한 마리가 찾아왔어.

"제 등에 타세요. 제가 멀리 남쪽 나라로 모셔다드릴게요."

엄지공주는 잠시 망설였지만 금세 용기를 냈단다. 슬픔을 이기고 용기를 낸 엄지공주는 어떻게 되었을까?

작은 엄지공주를 태운 제비는 하늘을 훨훨 날아 남쪽 나라로 갔어. 그곳은 꽃의 요정들이 사는 나라였지. 꽃의 요정을 다스리는 왕자는 엄지공주를 보고 사랑에 빠지고 말았어. 한들한들 춤을 추는 꽃들에 싸여 더 없이 행복한 날을 약속하며 둘은 결혼을 했단다. 물론 이 소식은 엄지공주를 잃고 슬퍼하던 부인에게도 전해졌단다.

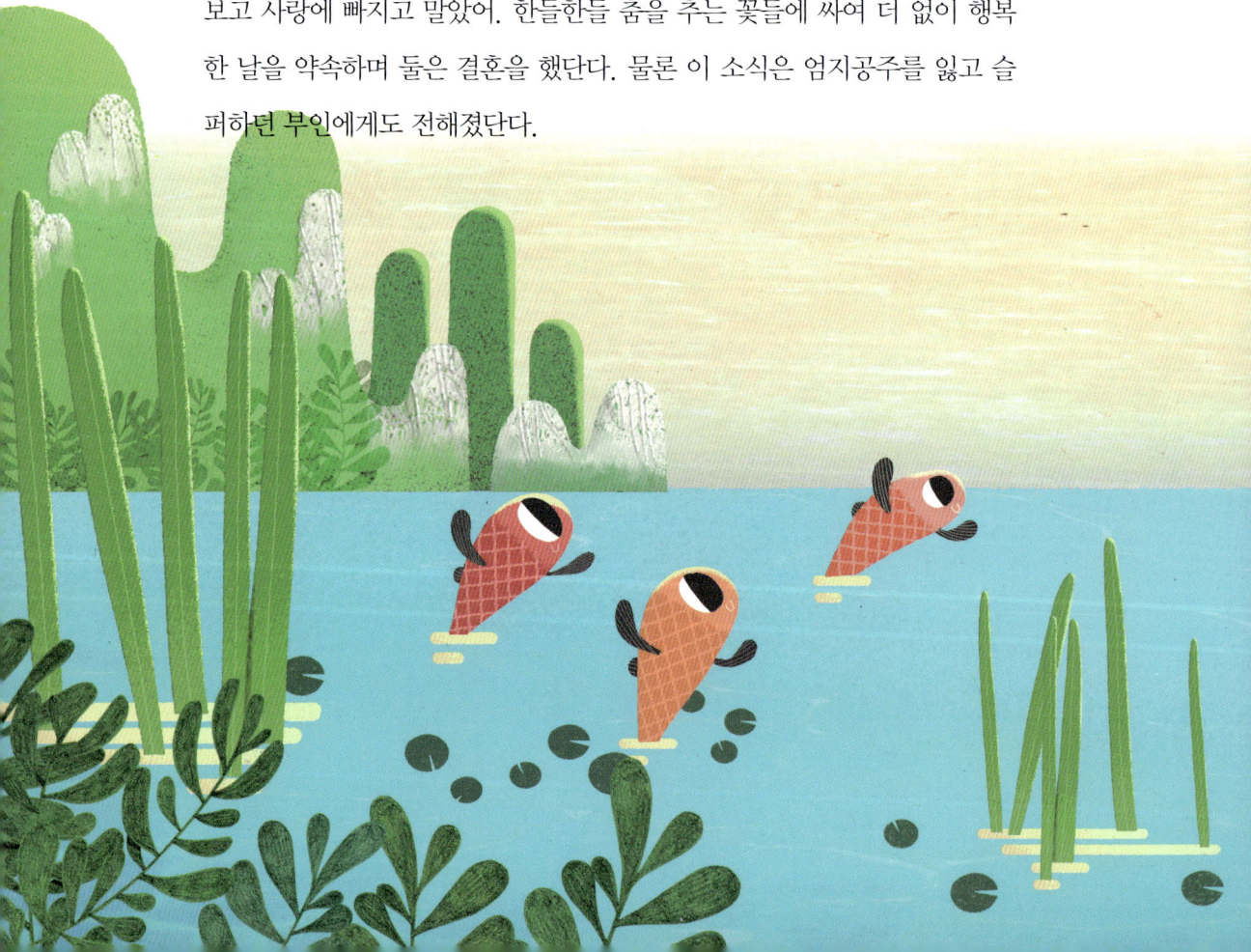

작기만 하던 엄지공주가 이제 큰마음을 갖게 되었구나. 가만히 생각해보면 세상에는 기쁘고 좋은 감정만 있는 것은 아니야. 화나고 짜증나고 슬픈 일들도 많단다. 이유도 없이 이런 감정이 밀려오기도 하고. 이런 감정들은 어쩌면 자라나고 성장하기 위한 과정인 듯도 해.

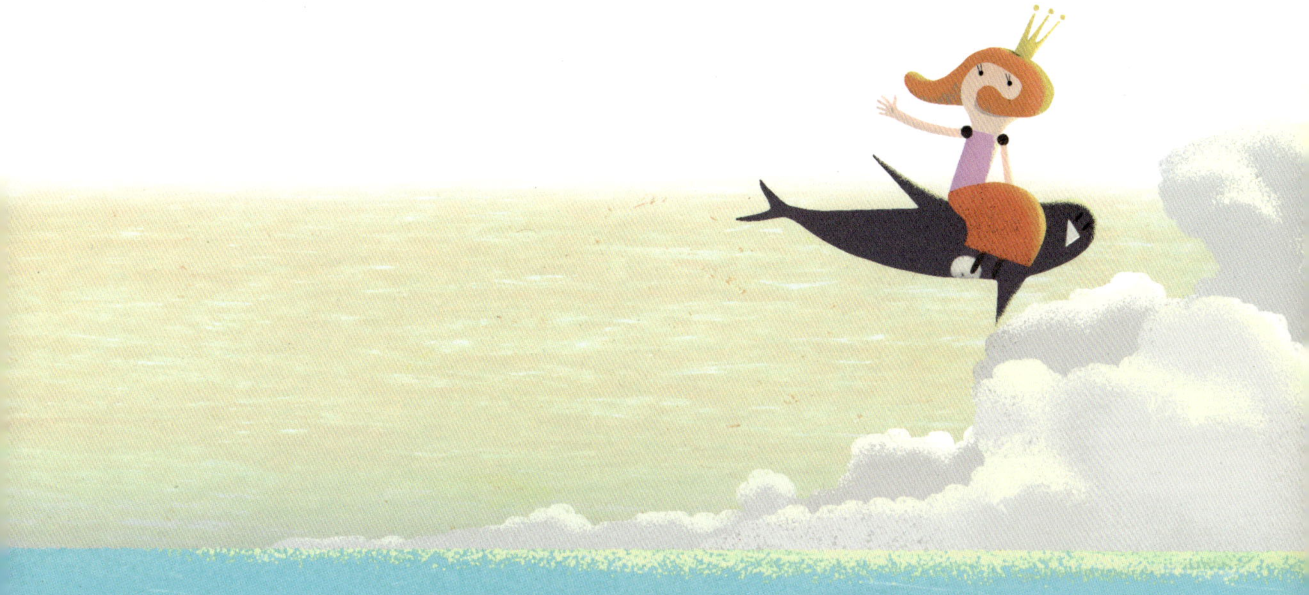

엄마가 요즘 이유도 없이 화가 나고 짜증이 나는 것,
뱃속에 우리 아기를 키우면서
자연스럽게 느낄 수 있는 감정이겠지.
이런 감정들을 지혜롭게 잘 다스려가며 엄마가 되는 거겠지.

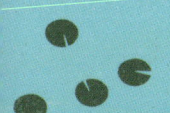

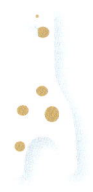

우뇌성장 감성태교

엄마의 마음이 느껴지니?

뱃속의 아기가 잘 자라고 있다는 신호를 보내고 있어요. 당신은 한 생명을 키우고 있는 위대한 사람입니다. 잦은 감정 변화 정도는 지나가는 과정일 뿐이지요. 어쩌면 그 신호를 잘 읽어내고 아기의 성장에 따라 지혜롭게 태교하는 것이 엄마가 되는 과정인지도 모릅니다. 아기는 분명 다양한 감정을 엄마를 통해 배우고 현명하게 이겨내는 지혜까지 얻고 있을 거예요. 아기에게 여러 가지 감정을 전달하는 동화를 읽어주며 자연스럽게 엄마의 감정도 이야기 나눠보세요. 또 다양한 감정들이 사람을 어떻게 성장시키는지도 함께 생각해보세요. 진솔한 이야기를 통해 엄마의 안정도 찾을 수 있고 자연스럽게 아기와 교감하며 한층 성숙한 태교가 가능할 것입니다. 태담을 통해 스스로 지혜롭게 이 시기를 보낼 수 있을 거예요.

엄마가 요즘 느끼는 감정을 잘 다스리고 나면 감사와 행복의 시간이 올 거라는 걸 안단다.

서두르지 않고 지혜롭게 이 시간을 잘 보낼게.
더 깊이 우울해하지 않고 행복을 불러오는 마음의 소리를 찾을게.
아가야, 엄마는 우리 아기가
다양한 감정들을 제대로 느끼고
지혜롭게 다스리고 잘 표현하길 바라.
어쩌면 그런 경험들이 쌓이고 쌓여
행복과 사랑이 무엇인지도
알 수 있는 것이겠지?

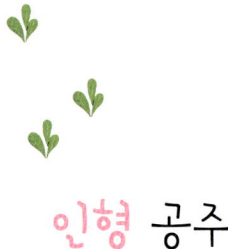

인형 공주

_ 창작 동화, 강희나 作

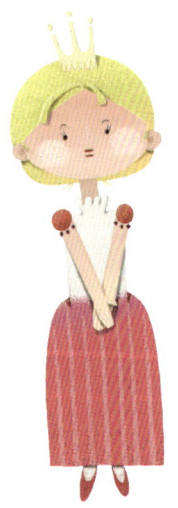

옛날 어느 나라에 귀하디귀한 공주가 태어났어. 임금은 공주가 얼마나 귀한지 닳을까 다칠까 항상 절절매곤 했지.

드디어 공주의 첫 번째 생일날, 임금은 요정들을 초대했어.

"요정들이여, 우리 공주에게 슬픔과 괴로움, 고통과 화남과 같은 나쁜 감정은 오지 못하도록 마법의 주문을 선물로 주시오."

요정들은 나쁜 감정을 느끼지 못하는 마법을 공주에게 걸어 선물로 주었단다.

세상의 좋은 것만 보고 좋은 감정만 느끼길 바라는 게 부모 마음일 거야. 엄마도 마음 한편으로는 우리 아기가 좋은 것만 보고, 좋은 것만 느끼면서 살았으면 하고 바란단다. 하지만 그게 정말 행복할까? 엄마는 아직 모르겠구나.

공주는 하루가 다르게 쑥쑥 자랐어. 뒤집기를 하고 엉금엉금 걷더니 어느 날 아장아장 걸어 임금에게 행복을 주었지. 그런데 아무리 자라도 공주에겐 표정이 없었단다. 그뿐만이 아니었어. 공주를 낳아준 왕비가 세상을 떠나는 날에도 공주는 눈물 한 방울 흘리지 않았지.

맛있는 음식을 먹어도 미소 짓지 않았고 하녀들이 신나게 놀아줘도 웃지 않았어. 아름다운 노래를 듣거나 멋진 공연을 보면서도 공주

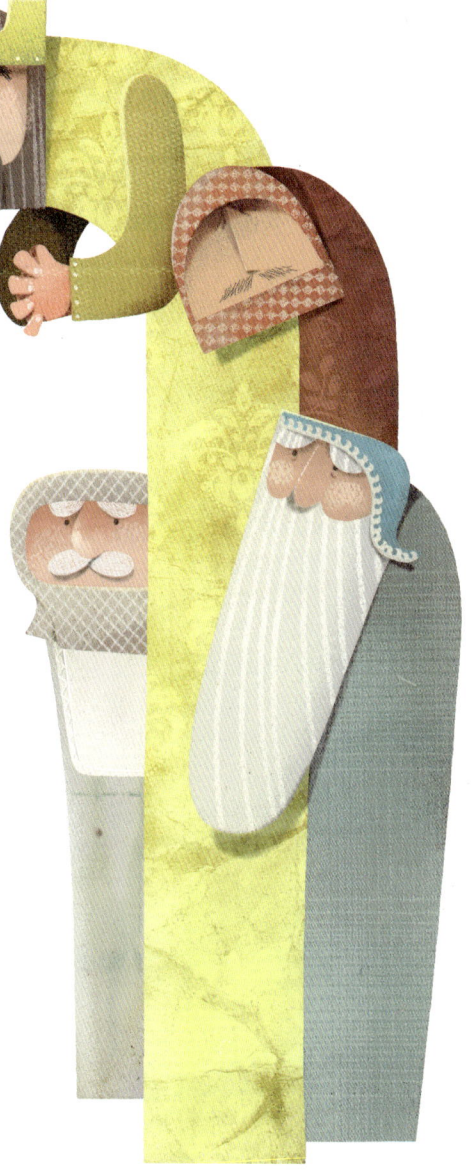

는 늘 무표정이었지.

나라에는 공주가 감정을 느낄 수 없다는 소문이 돌았어. 사람들은 공주를 '인형 공주'라고 불렀단다. 임금은 깊은 걱정에 빠졌어.

드디어 공주가 자라 15번째 생일날이 되었어. 공주를 보기 위해 이웃 나라 왕자들도 한자리에 모였지. 임금은 이날을 빛나게 하기 위해 요정들을 초대했어. 공주의 생일에 초대받은 요정들에게 임금은 표정이 없는 공주에 대한 걱정을 말했단다.

"나는 지금껏 살면서 공주가 웃는 모습을 본 적이 없소. 나의 소원은 공주가 환하게 웃는 것이오."

그러자 요정 중 제일 나이 많은 요정이 말했어.

"임금님, 슬픔과 외로움, 고통을 모르는 공주가 어떻게 기쁨과 행복을 알 수 있겠습니까? 슬픔과 외로움을 안 사람이 진정한 기쁨과 행복도 아는 것이지요."

그때서야 임금은 깨달았어. 공주의 첫 번째 생일날 공주에게 건 주문이 공주의 모든 감정을 가둬둔 거라는 걸.

그날 임금은 요정에게 부탁했지.

"나는 공주가 백성들이 아플 땐 같이 아파하고 백성들이 행복할 땐 같이 행복해하는 그런 이 나라의 왕비가 되길 바라오. 나의 소원을 들어줄 수 있겠소?"

요정이 마법 주문을 말하자 찬란하고 신비로운 빛이 공주의 마음에 들어갔단다.

그 후 공주는 울기도 하고 화를 내기도 하고 외로워하기도 했어. 하지만 희한하게도 더 행복해하고 더 많이 웃었단다.

아가야, 훗날 네가 느끼는 세상의 감정들을 함께 이야기하고
공유하는 엄마가 되고 싶구나.
행복, 웃음, 기쁨뿐 아니라 슬픔, 괴로움, 고통도 함께
나누고 함께 이겨내는 엄마가 되고 싶구나.
그것이 바로 사랑일 거야.

좌뇌성장 수학태교

세상의 다양한 모습을 보렴

우리 주변의 물건은 다양한 모양을 하고 있어요. 그것들을 우리는 동그라미, 세모, 네모로 표현하지요. 수학태교는 주변에서 흔히 사용하는 물건들을 통해서도 쉽게 접근할 수 있어요. 사과를 먹으면서 "동그란 사과는 원 모양이네"라고 한마디 이야기를 나누는 것이 별스럽게 보이지 않지만 아기의 수학적 감각을 자극하는 좋은 태교가 되지요. 수학태교를 어렵게 생각하지 마세요. 재미있는 수학 이야기를 들려주고 생활 안에서 찾은 다양한 모양을 아기에게 이야기해주세요. 이제 동화처럼 재미있는 수학 이야기들이 펼쳐집니다. 편안한 마음으로 아기와 함께 이야기 나눠보세요.

마음에도 모양이 있을까?

마음도 저 높고 푸른 하늘처럼 색깔이 보일까?
요즘 엄마의 마음을 들여다보다 문득 그런 생각이 들었단다.
옛 어른들은 동글동글한 사람이 되라고 해. 모나지 않고 동글동글한 사람.
아마 짜증을 내고 있으면 짜증 내고 있음을 알아채고
우울해 있으면 우울한 마음을 알아챌 때
그렇게 자신의 마음 안으로 자신을 넣어본 사람만이
동글동글 동그란 마음이 무엇인지 알 수 있겠지.
엄마는 요즘 뱃속에 우리 아기를 생각하며 마음 안으로 여유와 평온함,
행복을 넣으려고 노력하고 있단다. 엄마의 마음이 하트가 되고
우리 아기의 마음이 행복의 동그라미가 되도록.
그런데 동그라미로 행복의 마음이 아닌 많은 땅을 얻은 공주가 있다는구나.
동그라미 하나로 어떻게 부자가 되었는지 궁금하지 않니?

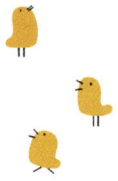

동그라미 하나로
부자가 된 공주

　옛날 한 나라에 발랄하고 지혜로운 공주가 있었단다. 공주는 고운 마음씨를 가져 불쌍한 사람들을 보면 도와주곤 했지. 뿐만 아니라 늘 분위기를 행복하게 만드는 묘한 매력도 가지고 있었어. 그러던 어느 날 갑자기 왕이 죽고 말았어. 새로운 왕이 된 삼촌은 공주를 궁에서 내쫓았단다.

　하지만 공주는 마냥 슬퍼하고만 있지 않았어. 가진 돈으로 땅을 사기로 마음먹고 이웃 나라의 부자를 찾아갔지. 내기를 좋아하는 부자는 공주의 돈을 받고는 밧줄을 주면서 밧줄로 땅을 둘러 그 만큼 가지라는 거야. 공주는 생각에 잠겼어. 밧줄 하나로 가장 넓은 땅을 가지려면 어떻게 해야 할까? 지혜로운 공주는 그 방법을 알아냈어. 같은 길이의 끈으로 만들 수 있는 도형 중 원의 넓이가 가장 넓다는 사실을.

공주는 밧줄 하나로 원을 만들어 넓은 땅을 가질 수 있었단다. 그리고 그 땅에 농사를 지어 가난한 이웃들과 나누며 행복한 삶을 살 수 있었지.

그렇다면 왜 원의 넓이가 가장 넓을까? 그 이유는 둘레가 같은 정다각형에서는 변의 수가 많을수록 넓이가 넓어. 가만히 생각해보렴. 정다각형의 변의 수가 많아질수록 원의 모양에 가까워지지. 그래서 원의 넓이가 가장 넓은 거야.

아가야, 이 이야기를 들으며 엄마는 우리 조상들이 참 지혜로웠구나 하는 생각을 했단다. "동글동글 살아라"라는 말은 모난 부분 없이 동글동글 어우러져 사는 마음을 말하는 거라고만 생각했는데, 만약 마음의 넓이를 잰다면 동그란 모양의 마음을 가진 사람이 가장 넓은 마음을 가진 거잖아.

우리 아기도 마음에
동글동글 넓은 땅을 가진
세상에서 가장 마음
부자인 사람이 되었으면 좋겠구나.

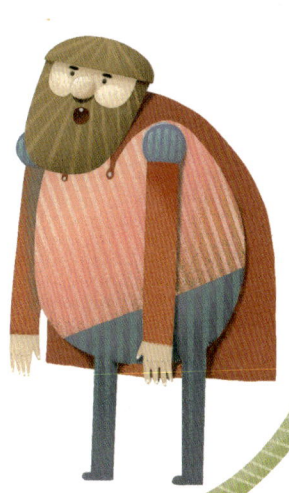

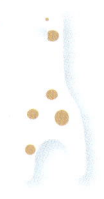

오감자극 미각태교
무슨 맛을 느끼고 있을까?

아기는 임신 12주 무렵 양수를 처음 삼키기 시작하면서 14주가 되면 맛을 느끼기 시작합니다. 아기가 맛으로 느끼는 양수는 엄마의 식사와 아기의 소변에 의해 수시로 바뀌어요. 달라진 양수를 맛보면서 미각 신경로를 자극받지요. 양수를 마셨다 뱉으면서 아기는 좋고 싫음에 대한 감정도 느끼게 되고 이 과정에서 정서적인 안정감도 발달합니다. 미각태교는 이런 측면에서 매우 중요합니다. 맛있는 음식을 먹으면 덩달아 기분이 좋아지지요. 아기는 이런 감정을 고스란히 느끼게 됩니다. 행복한 마음으로 음식을 대하며 맛을 함께 이야기하고 나누는 것이 미각태교의 시작입니다.

오감 발달 정보
촉각 : 자신의 얼굴을 만져보기도 하고 피부 감각의 발달을 느끼기 위해 빠는 행위를 해요.
미각 : 혀에 맛봉오리가 생겨 맛을 처음 느껴요. 양수를 맛보면서 미각이 더욱 발달해요.
청각 : 내이가 생겨 자궁 밖에서 나는 소리를 처음으로 들어요.

참 신기하게도 오늘은
새콤달콤 딸기가 갑자기 먹고 싶더구나.

어느 날은 노릇노릇 구운 고소한 고기가 당기기도 해.
갑자기 번개처럼 생각지도 않은 음식이 머리에 떠오르면
꼭 그 음식을 먹어야 할 정도로 군침이 꿀꺽 넘어간단다.
우리 아기가 먹고 싶다고 신호를 보내는 건가?
우리 아기가 태어나 우리 가족이 둘러 앉아 먹는 아침상을 상상해봤단다.
밥의 김이 모락모락 피어나고 행복이 모락모락 피어나는 가족이
둘러앉은 아침상. 우리 아기는 어떤 음식을 좋아할까?
우리 아기가 좋아한다면 엄마는 최고의 요리사가 될 거야.
무엇이든 함께 나누는 삶의 행복을 우리 아기와 나누고 싶구나.
맛있는 음식을 나눠 먹는 기쁨을 느껴보렴.

인절미 _전래 노래

인절미 떡은
팥고물에 콩고물에
화장을 하고
빨간 쟁반 위에
가마를 타고
어서 가자 목구멍으로
헤이 꼴딱꿍

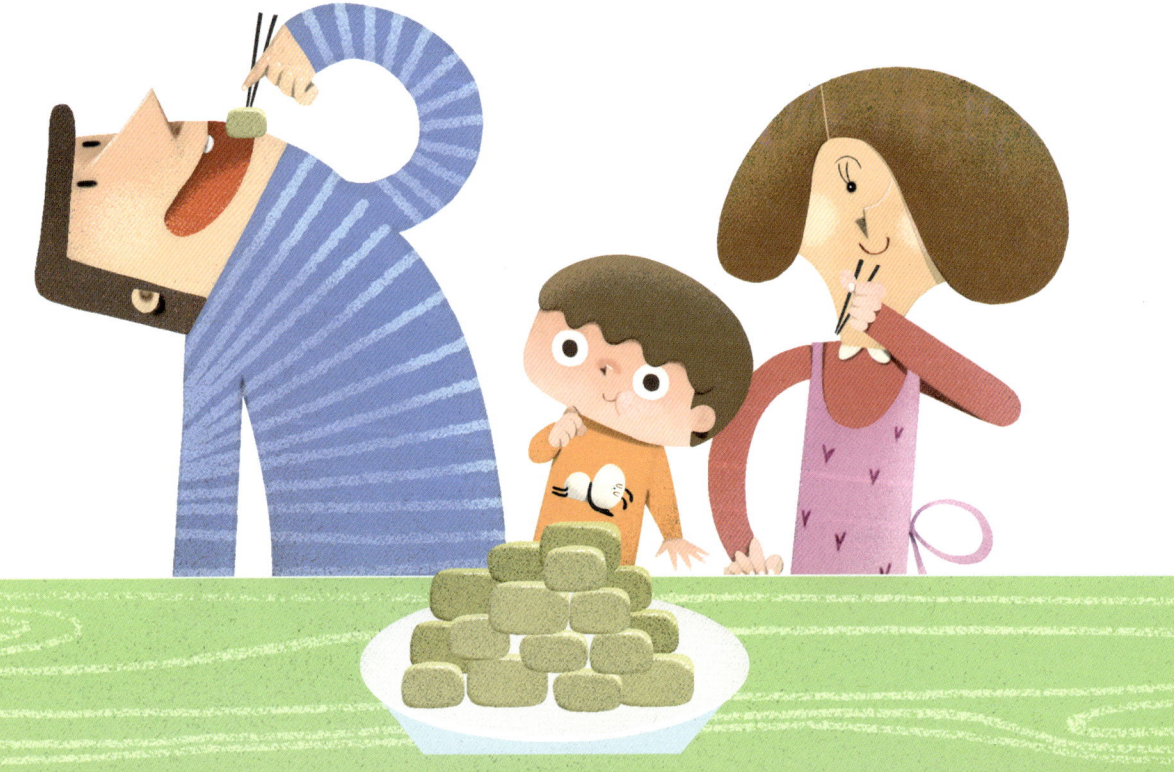

우리집 아침상 _창작 동시

아빠가 좋아하는
씁쓸한 씀바귀무침

엄마가 좋아하는
매콤한 고추장찌개

내가 좋아하는
달콤 짭짤 불고기 반찬

우리 가족 누구나 제일 좋아하는 건,
하하 호호 둘러앉은 아침상 웃음.

☀ 아삭아삭, 오물오물, 엄마가 맛있는 음식을 먹으면
　　우리 아기도 그 맛을 느끼고 있을까?
　　맛있는 음식을 먹는 기쁨을, 그 맛의 향연에 우리 아기를 초대하고 싶구나.

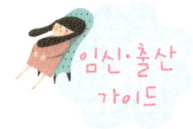

엄마의 기분과 태아의 건강을 책임지는 음식태교

엄마의 뱃속은 아기에게 밥상이다. 엄마가 어떻게 먹느냐에 따라 아기는 꿀꺽꿀꺽 받아먹고 잘 자란다. 하지만 늘 허기진 느낌이 들면 아기의 성장에 적신호가 켜지기도 한다. 엄마의 음식태교는 아기에 대한 사랑을 담은 꼭 필요한 기본 태교 중 하나라 할 수 있다.

균형 잡힌 영양 밥상은 아기 건강과 직결

뱃속의 아기는 빠른 속도로 세포 분열을 하고 뇌가 발달하고 엄청난 속도로 성장한다. 임신 중에는 아기의 성장에 필요한 단백질, 칼슘, 철, 미네랄 등 다양한 영양소를 고루 섭취해야 한다. 그렇다고 해서 아기 몫까지 2인분을 먹어야 한다는 것은 아니다. 오히려 과하게 음식을 섭취하면서 체중이 급격히 늘어나 임신 비만이 되면 임신중독증에 걸릴 확률이 높아지고 아기가 너무 자라 출산에 어려움을 겪게 된다. 음식의 양은 평소와 같되 영양소와 질을 고려해 균형 잡힌 식생활을 유지하는 것이 바람직하다.

뇌 발달을 돕는 단백질 음식

아기가 엄마 뱃속에서 자라는 동안 사람의 뇌 세포 중 70%가 만들어진다. 뇌가 활발하게 발달하는 이 시기에는 단백질 공급이 무엇보다 중요하다. 임산부가 섭취하는 단백질의 50%는 태아가 자라는 데 쓰인다고 할 만큼 태아는 엄마가 섭취한 단백질의 공급이 절대적이다. 양질의 단백질이 함유되어 있는 육류, 콩류, 생선, 우유 등을 비롯해 고른 식단을 유지하면 필요한 양의 단백질을 섭취할 수 있다.

아기의 뼈를 튼튼하게! 칼슘 음식

뱃속의 아기는 엄마의 칼슘을 몽땅 먹어서라도 열심히 뼈와 이를 만들어야 한다. 임신 기간 중 이가 시리다든지, 충치가 심해지거나 다리가 저리고 통증이 느껴진다면 칼슘이 부족한 상태라 할 수 있다. 엄마가 이런 신호를 느끼게 되면 아기의 성장에도 영향을 줄 수 있다. 칼슘이 풍부하게 들어 있는 식품은 녹황색 채소, 우유, 유제품, 뼈째 먹는 생선 등이다. 칼슘은 단백질 식품이나 비타민 D와 함께 먹으면 흡수율이 높아진다. 반면 단맛이 강한 음식, 청량음료나 라면, 방부제를 첨가한 식품은 칼슘 흡수를 막는다.

맑은 피를 만들어주는 철분 음식

임신 기간 중에 조심해야 하는 것 중에 하나가 빈혈이다. 빈혈 원인의 90%는 철분에 있는데 혈액의 주요 성분인 철분이 아기에게 다량 공급되므로 엄마는 빈혈을 느끼게 되는 것이다. 게다가 맑고 신선한 피가 다 만들어지면 아기는 몸에 철분을 여분으로 쌓아둔다. 엄마 젖에는 철분의 양이 적어 미리 저장해두는 셈이다. 하루 철분 필요량은 30mg 정도로 이것은 일반인의 2배에 해당하는 양이다. 따라서 철분이 많이 들어 있는 식품으로 신경 써서 식단을 짜는 것이 필요하다.

아빠의 음식태교

아내를 위해 소박하지만 사랑이 가득한 밥상을 직접 차려보자. 메뉴를 정하고 장을 봐오고 서툴지만 정성을 다해 음식을 한다. 음식 솜씨가 없으면 어떤가? 아내는 분명 행복한 마음으로 음식을 먹을 것이다. 게다가 이 밥상은 아기에게 처음으로 주는 아빠의 선물이기도 하다.

♥ 내가 사랑하는 사람을 닮은 존재가 또 있다는 것,
세상에 나를 닮은 존재가 또 있다는 것,
생각하면 할수록 신기한 일이다.
하지만 더 신기한 것은
세상에서 내가 가장 사랑할 존재가 또 생긴다는 것.
누구를 닮았든 상관없이 존재만으로 신기한 우리 아기!

month 4

누구를 닮았을까?

발가락은
누구를 닮았을까?
손가락은
누구를 닮았을까?

박문일 박사의 임신 4개월 뇌태교 이야기

이제 뇌는 비약적으로 발달하여 외형적으로도 신생아의 뇌와 거의 비슷한 구조로 보입니다. 태아가 맛을 느끼는 혀의 구조는 임신 14주부터 기능을 시작합니다. 특히 짠맛, 단맛, 쓴맛을 잘 느낍니다. 이때 만들어진 미각이 점차 발전하여 출생 직후에는 미세한 맛의 차이도 느끼게 됩니다. 14주가 되면 그 후 만삭까지 자궁 내에서 일어나게 될 모든 행동이 시작됩니다. 호흡 운동과 턱 운동도 시작하며 특히 손 운동이 바빠집니다. 손의 운동은 뇌 발달과도 관련 있습니다. 자궁 내에서 어떤 특정 냄새나 맛을 내는 환경에 노출되었던 태아의 경험(움직임 및 심장박동 등)은 태아에게 학습(기억)되어 출생 후의 행동에도 비슷한 반응을 보이게 됩니다.

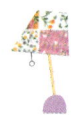

week 13

아기의 성장 얼굴 및 신체 기관이 성숙해져 작지만 거의 모든 형태를 갖추게 됩니다. 탯줄 속에 부푼 형태로 있던 장기는 태아의 복부로 이동해 제자리를 찾습니다.

엄마의 변화 아랫배부터 조금씩 커져 옆구리, 엉덩이, 허벅지에 살이 붙습니다. 유선이 발달해 유방이 커지고 덩어리가 만져지기도 하며 유두의 색깔이 짙어집니다. 사람에 따라 배, 가슴, 엉덩이 등에 튼살이 생기기도 합니다.

아빠의 태교 매일 규칙적으로 마시지를 해주고 아내에게 예쁜 임신복을 선물해보세요.

week 14

아기의 성장 생식기가 발달해 남녀 구별이 확실해져요. 앞으로 굽었던 자세에서 등을 펴게 되어 내장 기능이 좋아지고, 뼈 조직과 갈비뼈가 나타납니다.

엄마의 변화 입덧이 사라지고 식욕이 좋아집니다. 태아의 성장에 필요한 혈액이 늘어나면서 심장에 가해지는 부담이 최대치가 됩니다. 심장 부담과 높아진 혈압을 낮추기 위해 손발의 정맥과 동맥이 이완되며 그로 인해 임신 기간 내내 몸이 따뜻합니다.

아빠의 태교 아내와 가볍게 산책하며 맛있는 맛집을 찾아보세요. 물론 임신 중에 잦은 외식은 좋지 않으나 입맛이 도는 이때에 데이트 겸 외식은 기분 전환이 될 수 있어요.

week 15

아기의 성장 눈썹, 머리카락이 자라기 시작하고, 피부 전체는 솜털로 덮입니다. 태아에게 영양과 산소를 공급해주는 태반이 완성되지요. 태아를 보호하는 양수도 늘어나 양수 속에서 자유롭게 몸을 움직일 수 있어요.

엄마의 변화 임신과 함께 고온을 유지하던 기초 체온이 저온으로 내려가 출산 때까지 지속됩니다. 자궁이 점차 커지면서 자궁을 받치는 인대가 늘어나 복부와 허리, 사타구니에도 통증을 느껴요. 유방에서는 초유가 만들어져 유즙이 분비되기도 합니다.

아빠의 태교 집 안을 자주 환기해서 늘 신선하게 유지시켜주세요. 이제 아내는 몸이 무거워지고 조금만 움직여도 피곤해질 때입니다. 남편의 세심한 배려가 필요해요.

week 16

아기의 성장 전체적으로 3등신에 가까워지고, 피부에는 피하지방이 생기기 시작해요. 근육과 골격의 움직임이 활발해져 손발을 구부렸다 폈다 하고 몸의 위치를 바꿀 수도 있어요. 빛에 반응을 보이는 민감성을 갖게 되며, 호흡의 전 단계인 딸꾹질을 하기도 합니다.

엄마의 변화 민감한 임신부는 첫 태동을 느낄 수도 있어요. 대개 태동은 임신 18~20주(초산부는 20주, 경산부는 18주)부터 느끼기 시작하는데, 사람마다 시기에는 차이가 있으니 아직 못 느끼더라도 걱정하지 마세요.

아빠의 태교 아내는 임신부 체형으로 변하는 자신의 모습을 보며 가끔은 우울해지기도 해요. 지금의 모습이 제일 예쁘고 사랑스럽다는 것을 늘 아내에게 말해주세요.

우뇌성장 감성태교

신기한 네 모습

나를 닮은 존재가 세상에 또 있다는 것, 내가 사랑하는 사람을 닮은 존재가 세상에 또 있다는 것은 상상만으로도 참 신기한 일이지요. 초음파 사진으로 보는 아기는 이제 제법 윤곽이 뚜렷하고 많이 자라 있어요. 사진을 보며 손가락, 발가락도 세어보고 고슴도치 엄마처럼 아기 자랑에도 빠져보세요. 그리고 더 씩씩하게 먹고 행복하게 웃어보세요. 세상에서 가장 예쁜 아기가 지금 엄마의 뱃속에서 자라고 있어요. 아기는 엄마의 행복을 먹고 더 예쁘게 자랄 거예요.

아가야, 초음파에 찍힌
너의 사진을 보는 것이 참 신기하기만 하구나.

어쩌면 이렇게 작은 얼굴에 오밀조밀 눈, 코, 입이 생겼을까?
작은 손가락 발가락이 앙증맞게 꼬물꼬물,
엄마에게 손짓이라도 하는 듯해.
"코가 크고 오뚝한 것이 아빠 닮았네. 볼록 튀어나온 이마가 엄마 닮았네."
아빠와 엄마는 네가 많이 자라 또렷해진 사진을 보며
이야기꽃이 만발했단다.
엄마는 사진 속 작은 네 손에 악수를 하고
작은 네 볼에 뽀뽀를 하면서 건강하고 예쁘게 자라길 기도한단다.

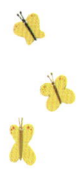

사막의 어린 선인장

_ 창작 동화, 강희나 作

　어느 날, 사막 한가운데 작은 선인장 하나가 솟아났어. 사막의 뜨거운 햇빛을 이겨내고 거센 모래바람을 뚫고 말이야. 그런데 우연히 자신의 모습을 본 어린 선인장은 그만 실망하고 말았지. 길쭉하고 가시투성이인 자신의 몸이 볼품없어 보이지 뭐야.
　"이게 뭐람. 온통 뾰족뾰족한 가시투성이에 볼품없는 초록색 몸이라니…. 내 몸에는 자랑할 만한 게 하나도 없어."
　저녁이 되자 도마뱀 한 마리가 선인장 앞을 지나갔어. 선인장은 부끄러운 듯 조심스럽게 말했지.

"저기, 나랑 친구가 되지 않을래?"

"안 돼! 다시 해가 뜨기 전에 어서 먹이를 찾아야 해."

어린 선인장은 실망하고 말았어.

'도마뱀이 날 싫어하는 건 아마, 내가 못생겼기 때문일 거야.'

선인장은 도마뱀이 자신과 친구가 되지 않은 이유를 자신이 못생겼기 때문이라고만 생각했지.

"나는 아무 쓸모없는 존재야. 다시 태어날 수만 있다면…."

그때 낙타가 다가와 킁킁킁 냄새를 맡더니 물어뜯으려 하는 거야. 어린 선인장은 가시를 꼿꼿이 세웠지.

"에이, 가시 때문에 먹을 수가 없잖아."

낙타는 터벅터벅 가버렸어. 선인장은 처음으로 자신의 몸에 난 뾰족한 가시가 자랑스러웠어.

"히히히, 간지러워."

그때 어린 선인장의 몸에 예쁜 꽃이 피어났단다. 사막의 메마름을 환하게 만드는 향기로운 꽃이었어. 선인장은 비로소 자신이 얼마나 대단한 존재인지 알았지. 마침 선인장의 주위로 어린 선인장들이 돋아나고 있었어. 사막의 뜨거운 햇빛을 이겨내고 거센 모래바람을 뚫고 말이야.

이제 다 자란 선인장은 갓 태어난 어린 선인장들에게 말했지.

"사막에서도 꼿꼿하게 태어난 너희들은 정말 대단한 존재야."

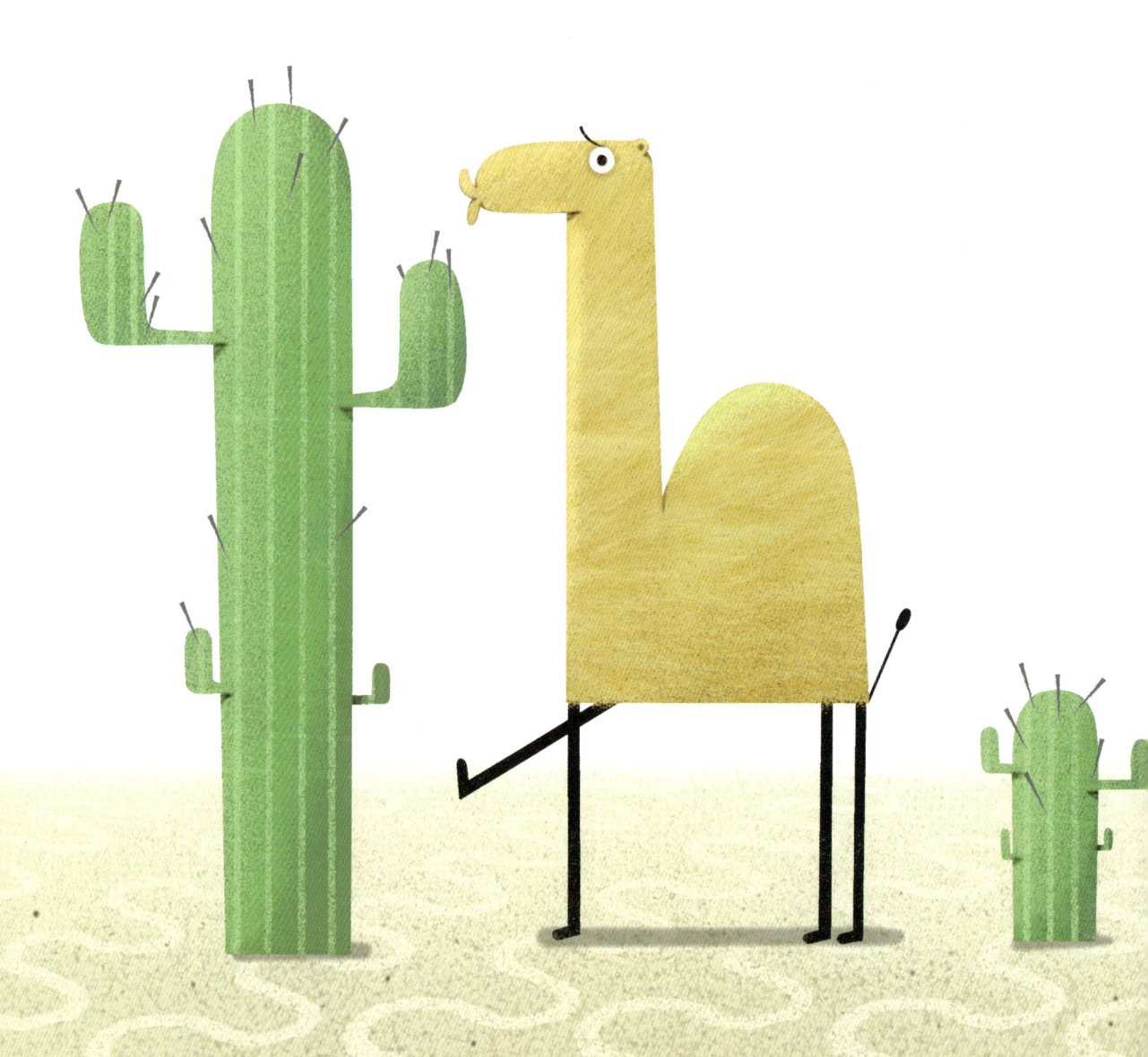

아가야, 사막에 사는 특이하게 생긴 식물이 선인장이란다. 선인장은 식물이지만 꽃도 잘 피우지 않고 잎도 없어서 조금 특이하게 생겼단다. 하지만 사막에서 자라는 식물 중 가장 영리한 식물이라고 해.

오랫동안 사막에 비가 내리지 않아도 길쭉하고 통통한 몸에 물을 가득 간직하고 있어 쉽게 죽지 않지. 또 뾰족뾰족한 가시는 동물의 먹잇감이 되는 걸 막아주기도 하지만 잎에서 물이 날아가는 걸 막아주기도 해.

그러고 보면 예쁘다거나 못생겼다는 것은 별 의미가 없구나. 사막의 더위를 뚫고 태어난 선인장은 그 자체로 대단한 존재인 거야.

우리 아기가 엄마에게 와주고 이렇게 엄마 뱃속에서
건강하게 자라주는 것.
그것만으로도 우리 아기는 대단한 존재이구나.

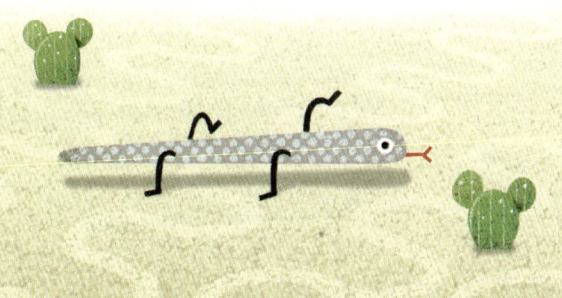

우뇌성장 감성태교

너의 얼굴을 떠올려봤어

초음파 사진을 보며 행복의 웃음을 지을 수 있는 때예요. 누구를 닮았는지 상상해보고 미래에 대한 소망을 담아볼 수 있는 때이기도 하지요. 이제 엄마는 불안했던 시간을 지나 조금 안정된 시간에 들어섰어요. 이때 아기의 두뇌는 폭발적으로 발달하기 시작하지요. 아기의 성장 속도에 맞춰 태교에 더 집중해야 하는 시기이기도 해요. 매일 일정한 시간에 규칙적으로 태교 동화를 읽어주고 이야기를 나누세요. 아기에게 규칙적인 생활 리듬을 심어주는 데 도움이 되며 더불어 태담이 담긴 태교 동화는 아기의 정서 발달과 두뇌 자극을 꾀할 수 있어요. 태교는 엄마가 가장 행복하고 편안한 시간대에 해야 합니다.

귀여운 아기 사진을 붙여둘까?

멋지고 잘생긴 연예인 사진을 붙여둘까?
실제로 이렇게 태교를 했더니
아기가 엄마 아빠보다 예쁘게 태어났다는 말도 있더구나.
아마 그 사진들 때문이 아니라
엄마 아빠의 간절한 사랑이 행복이 되어 예쁜 아기가 태어난 거겠지?
그래서 엄마는 누구 사진을 붙일까 고민하다가
엄마 아빠의 어릴 적 행복했던 순간을 꺼내어 테이블에 놓아두었단다.
지혜롭고 행복한 마음은 얼굴에 다 나타난다고 생각해.
물론 우리 아기가 엄마 아빠의 외모 중 장점만 받아
멋지고 예쁜 모습으로 태어나면 더 좋겠지만
그보다 더 중요한 것이 있다는 것을 알았으면 한단다.

개구리 왕자

_ 그림형제 동화

어느 화창한 날, 공주가 연못가에서 황금공을 가지고 놀고 있었어. 통 통 통, 신나게 놀던 공주는 그만 황금공을 연못에 빠뜨리고 말았지. 공주는 황금공을 무척 아꼈단다. 그런데 연못에 빠진 황금공을 꺼낼 방법이 없었어.

"누가 저 공 좀 꺼내줘요."

공주의 우는 소리에 징그럽고 못생긴 개구리 한 마리가 다가왔어.

"제가 연못 속에 들어가 황금공을 찾아드릴게요. 대신 식사할 때나 잠잘 때나 늘 공주님 옆에 있게 해주세요, 개골개골!"

"좋아. 그러니 어서 저 황금공이나 가져다주렴."

공주는 마지못해 개구리에게 대답했어. 개구리는 바로 연못 속으로 뛰어들어가 황금공을 가지고 나왔지. 공주는 얼른 황금공을 집어 들고는 쏜살같이 성 안으로 들어가버렸어. 그날 저녁, 공주가 왕과 함께 식사를 하고 있을 때였어.

"개골개골, 공주님 저랑 약속했잖아요. 어서 문을 열어주세요."

문 밖에서 개구리가 공주를 불렀어. 공주는 황금공을 찾기 위해 한 개구리와의 약속을 왕에게 말했어.

"저렇게 징그럽고 못생긴 개구리와 어떻게 밥을 먹고 잠을 자요!"

"공주야, 약속을 했으니 지켜야 한단다."

공주는 왕의 말을 거역할 수가 없었어. 왕은 공주의 옆에 개구리가 먹을 음식과 자리를 마련해주라고 명령했지. 공주는 징그러운 개구리의 모습에 음식을 먹을 수가 없었어.

"전 그만 먹겠습니다."

공주가 자리에서 일어나자 개구리도 폴짝폴짝 공주의 뒤를 따라갔지. 옷을 갈아입고 침대에 누우려던 공주는 소스라치게 놀랐어. 개구리가 공주의 침대에 벌렁 드러누워 자고 있는 거야. 볼록하고 하얀 배를 내밀고 말이야. 공주의 비명 소리에 눈을 뜬 개구리는 공주의 품으로 뛰어들며 말했어.

"공주님, 잘 자라는 인사로 뽀뽀해주세요."

놀란 공주는 그만 개구리를 들어 벽으로 내던지고 말았어. 그 순간 '펑' 소리와 함께 개구리가 멋진 왕자님으로 변했어. 볼록 튀어나온 배, 미끈미끈한 등껍질, 징그러운 무늬의 못생긴 개구리는 상상할 수 없었어. 아주 잘생기고 멋진 왕자님이었거든.

"저는 마녀의 저주로 개구리로 변했답니다. 당신과 식사를 하고 침대에 누워 있었던 덕분에 저주에서 풀린 거예요."

공주는 얼굴이 발갛게 달아올랐어. 징그러운 개구리라고 무시했던 것이 떠올랐지. 공주는 왕자에게 솔직하게 고백했어.

"당신이 징그럽고 못생긴 개구리인 줄만 알고 싫어했는걸요. 내 소중한 황금공을 찾아주었는데 겉모습만 보고 무시했어요."

왕자는 솔직한 공주가 마음에 들었어.

"괜찮아요, 공주님. 이제부터 약속을 잘 지키면 돼요."

저주에서 풀린 왕자는 공주에게 청혼을 했고, 둘은 오래오래 행복하게 살았어.

아가야, 그러고 보니 지금 엄마의 모습은 개구리와 비슷하구나. 볼록 튀어나온 배, 거칠거칠 해진 피부, 살이 올라 통통해진 얼굴까지 말이야. 가끔 거울을 보면 깜짝 놀라기도 하지.

하지만 지금의 엄마 모습이 세상에서 가장 아름다운 모습이란 걸 알고 있단다. 어떤 사람들은 외모를 보고 그 사람을 판단하기도 하지만 사실은 외모 뒤에 숨겨진 그 사람만의 매력, 따스함이 있지.

엄마는 우리 아기가 자라
그런 매력을 가진 모습이었으면 좋겠구나.
엄마는 우리 아기가 자라 그런 매력을 알아보는 사람이었으면 좋겠구나.

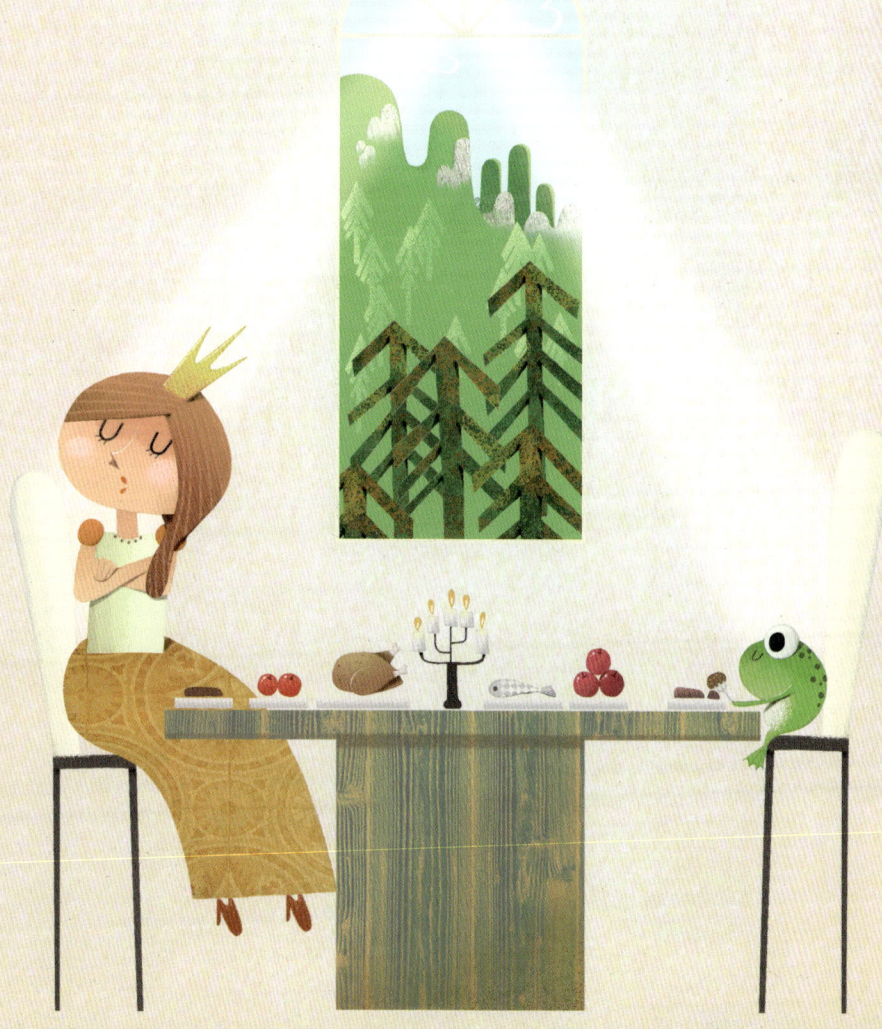

좌뇌성장 수학태교
붕어빵, 붕어빵!

세상에는 많은 사람들이 더불어 살아가지요. 그런데 70억이 넘는 지구의 사람들 중에 똑같은 사람이 하나도 없다는 것이 참 신기하지 않나요? 그중에 한 명으로, 또 다른 모습으로 태어날 우리 아기, 그 모습을 상상하며 재미있는 수학 이야기를 들려주세요. 신기하고 재미있는 발상이 숨어 있는 수학 이야기를 아기와 나누면 뱃속의 아기도 엄마의 뱃속에서 쫑긋 귀를 기울일 거예요. 이런 이야기들은 아기에게도 신선한 자극이 되어 좌뇌 발달에 도움을 준답니다.

아빠와 붕어빵이면 얼마나 재미있을까?

엄마와 붕어빵이면 얼마나 신기할까?
세상에는 아주 많은 사람들이 살지만,
피를 나눈 사람들도 살지만, 그 많은 사람들 중에
나와 똑같이 생긴 사람은 없다는 게 놀랍지 않니?
모두 각기 다른 모습으로 각기 다른 매력으로 각기 다른 삶을 살아가지.
다만 서로 더불어 기대고 있음을 알고 있단다.
똑같이 생긴 사람이 있다고? 쌍둥이 말이지?
엄마도 너무 똑같이 생겨 누가 누구인지 구분하기 어려운
쌍둥이를 본 적이 있단다.
쌍둥이들은 정말 똑같이 생긴 걸까?

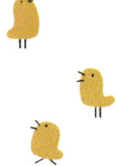

쌍둥이는 합동일까?

수학에서 모양과 크기가 같은 쌍둥이 도형을 합동이라고 한단다. 합동인 도형은 두 개를 포개었을 때 완전히 똑같이 하나가 돼.

♪ 무엇이 무엇이 똑같을까? 젓가락 두 짝이 똑같아요. ♪

이 노래처럼 세상에는 똑같아 완전히 포개지는 것들이 많구나.

똑같이 생겨서 짝을 이루는 경우를 쌍둥이라고 말하지. 사람들은 같은 모양의 빌딩을 쌍둥이 빌딩, 같은 모양의 별자리를 쌍둥이 별자리라고 부른단다. 그리고 한 부모에게서 같은 날 태어난 두 아기를 쌍둥이라고 부르지. 닮았다는 의미로 "쌍둥이 같네!"라는 표현을 자주 쓰곤 해.

특히 성별과 얼굴이 똑같은 쌍둥이를 일란성 쌍둥이라고 한단다. 너무 닮은 경우에는 누가 누구인지 쉽게 구별되지 않는 일란성 쌍둥이도 많아. 하지만 아무리 똑같이 생긴 것처럼 보여도 수학의 쌍둥이 도형처럼 쌍둥이는 합동은 아니란다. 쉽게 구별이 되지 않을 뿐이지 그 둘은 똑같을 수 없는 각각 유일한 존재들이기 때문이야. 그들은 각각 특별한 존재들이기 때문이야.

색종이를 잘라 합동인 도형 여러 개를 만들어볼까? 색깔과 모양, 크기가 모두 같아서 완전히 포개어지는 도형은 합동이지만 도형과 달리 우리는 똑같지 않아서 더 존귀한 것이란다.

아가야, 우리는 완전히 똑같지 않아서 더 재미있을 거야. 어디가 닮았는지 거울을 보며 찾아보는 재미, 함께 살면서 또 닮아가는 재미를 느껴보자.

우리 더 조화롭게 서로 채워주며
서로 좋은 것은 닮아가며 더 사랑하고 행복하자꾸나.

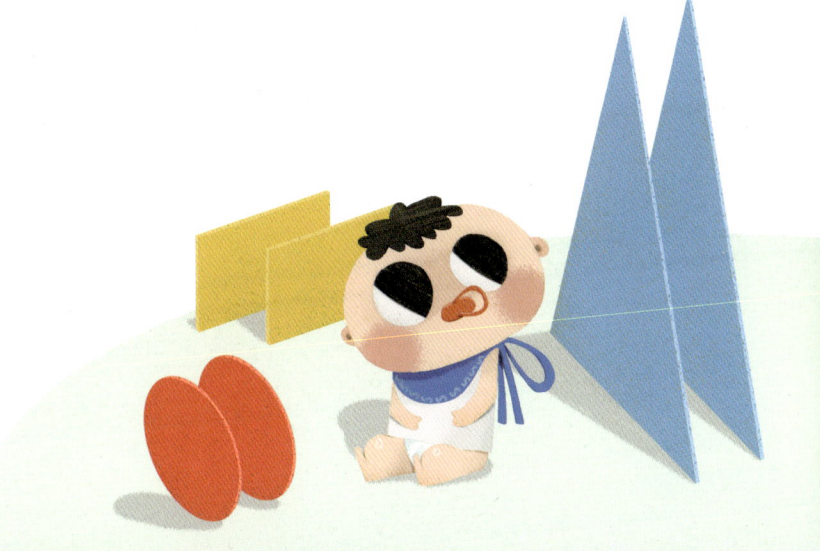

오감자극 시각태교

네가 보는 세상

태아의 오감 중 가장 늦게 발달하는 감각이 시각이에요. 물론 발달이 늦다고는 하나 시각을 통한 태교는 태아의 정서에 큰 영향을 줍니다. 엄마가 시각적인 정보를 정서와 함께 담아 아기에게 들려주면 아기는 시각 정보뿐 아니라 엄마의 정서까지 고스란히 느끼게 됩니다. 시각태교란, 세상의 아름다운 것들을 아름다운 눈으로 보며 마음을 편안하고 행복하게 갖는 정서적 교감입니다. 평소 엄마 눈에 비치는 세상에 대한 긍정적인 마음이 태아의 뇌 발달에 영향을 주고 정서를 풍요롭게 채워주기도 합니다. 눈에 보이는 것들을 재미있는 이야기, 따뜻한 이야기로 아기에게 전달해주세요.

오감 발달 정보
촉각 : 뇌에서 촉각을 처리하는 능력이 발달해요.
후각 : 뇌에 냄새를 인식하는 부분이 만들어져요.
미각 : 맛봉오리가 입 안 전체에 생겨 맛을 보는 능력이 높아져요.

아가야, 오늘도 잘 있지?

오늘 하루는 또 얼마나 무럭무럭 자랐니?
너의 모습을 상상하는 것이 늘 새롭고 행복하단다.
하루 종일 햇빛 따스한 창가에 앉아 너를 상상하고
너와 이야기를 한다고 해도 지루하지 않을 것만 같구나.
엄마의 상상 속의 우리 아기는 정말로 어여쁘단다.
정말로 사랑스럽단다.
정말로 씩씩하단다.
어느 날 그 모습으로 아장아장 엄마에게 걸어올
우리 아기의 모습이 내일의 일처럼 상상이 돼
행복한 미소를 짓게 한단다.

소녀의 자화상

_ 데샹

나는 나는 정말로 어여쁜가 봐?

이마는 환하고 얼굴은 곱고
입술은 연분홍빛이라고
스스로 그렇게 생각하는데
내가 정말 어여쁜지 말해주세요.

내 눈은 에메랄드, 가느다란 눈썹
금발 머리카락, 오뚝 선 콧날
희디흰 목덜미, 토실토실한 턱
나는 나는 정말로 어여쁜가 봐?

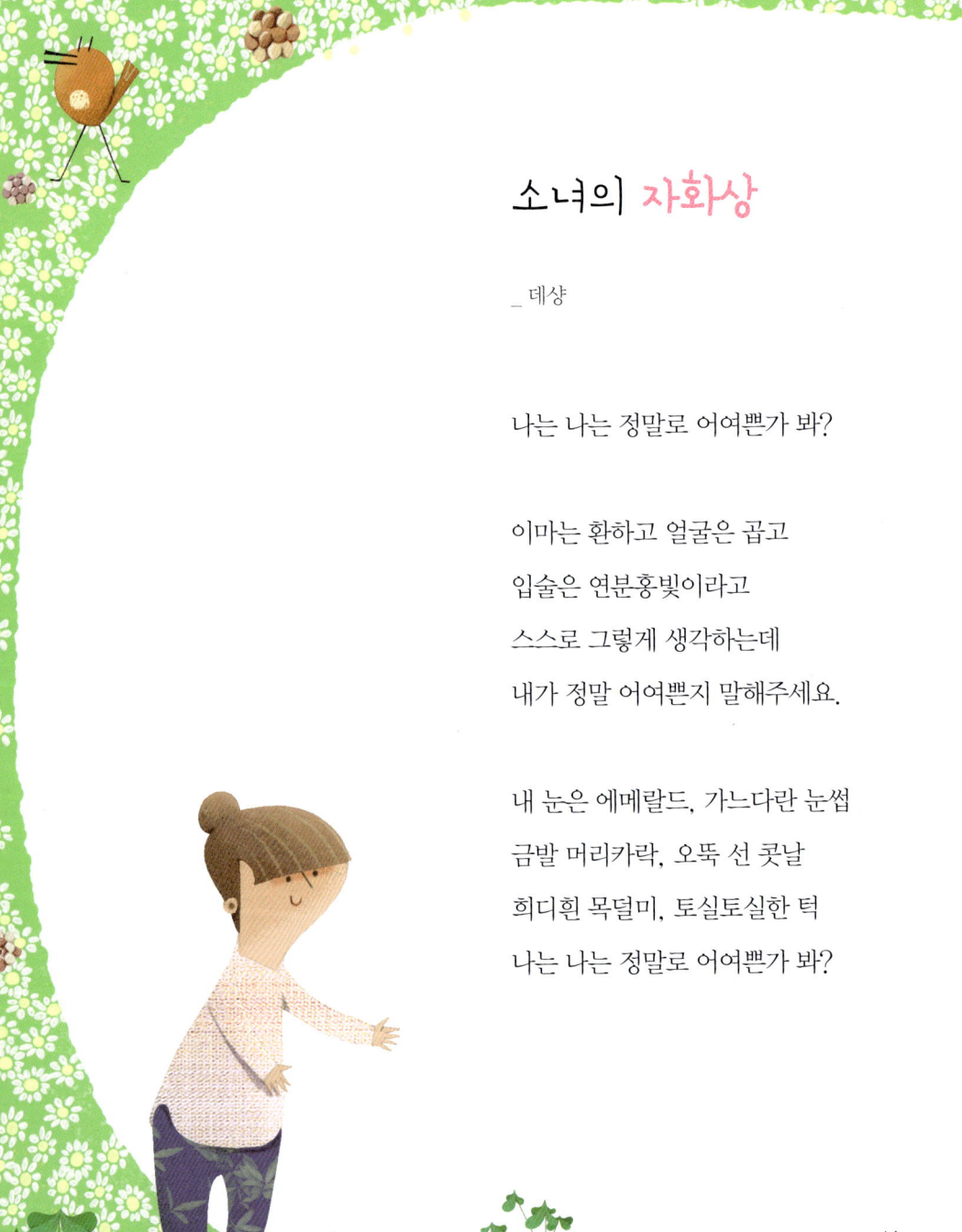

걸음마

_ A. C. 스윈번

아장아장 걸음마,
아름다운 꽃 활짝 핀
5월의 들길보다 부드럽고 예쁘게
우리 아기 걸음마는 비틀거린다.

아장아장 걸음마,
새벽하늘처럼 맑은 눈으로
엄마의 눈만 마주 바라보며
노래하듯 즐거워.

황금빛 봄날 반기듯 즐거운 얼굴
그 첫날의 한 토막 놀이런가.
사랑과 웃음으로 귀여운 다리 끌며
아장아장 걸음마.

우리 아기가 첫 걸음을 걷는 날,
그날의 행복을 미리 상상해보았단다.
너의 모습이 눈부시게 다가온다.
자, 노래하듯 즐겁게 아장아장 걸어오렴.

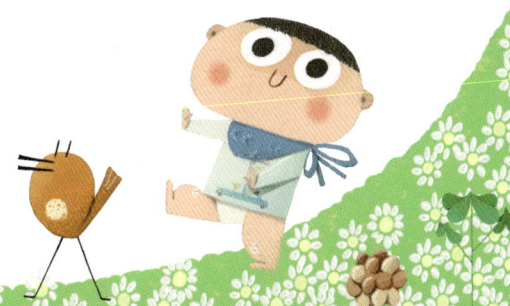

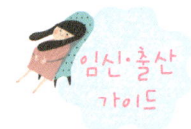

똑똑한 아기, 아빠 손에 달려 있다!

엄마와 아기는 온몸으로 소통하며 서로의 존재에 대해 느끼고 있다. 아빠와 아기는 어떻게 소통할까? 바로 태교다. 사랑은 전하지 않으면 아무런 힘도 발휘하지 못한다. 아빠가 아기에게 전하는 사랑법, 아빠 태교를 알아보자.

아빠의 목소리를 듣고 싶어요

아기와의 정서적 교감은 아기의 지능 발달뿐 아니라 정서 발달에도 큰 영향을 준다. 아기는 자궁 밖 남성과 여성의 목소리 중 고음인 여성의 목소리보다 저음인 남성의 목소리를 더욱 잘 듣는다. 그래서 아빠 태교가 효과적이라는 연구 결과도 있다. 아빠와의 적극적인 교류는 사회성 발달에 좋은 영향을 미친다.

아빠 태교는 엄마도 행복해요

아빠가 아기에게 태교를 하면 엄마와의 자연스런 교감도 이루어진다. 아빠 태교는 아기의 정서뿐 아니라 엄마의 마음 안정에도 큰 영향을 주는 1석 2조의 효과가 있다. 임신은 기쁜 일이지만 10달 동안 아기를 품고 있는 일은 쉽지 않다. 아빠의 마음이 태교를 하는 동안에 자연스럽게 엄마에게 전달되며 엄마의 행복이 아기에게 이어진다.

아빠 태교, 이렇게 하세요!

❶ 매일 아침과 저녁, 아기에게 태담을 하세요

일상의 소소한 이야기로 아기에게 말을 건다. 엄마 배에 손을 얹거나 어루만지는 등의 스킨십을 하며 밝은 목소리로 천천히, 또박또박, 긍정적인 단어를 사용해 이야기한다.

❷ 정해진 시간에 동화를 읽어주세요
아기의 규칙적인 생활 리듬은 건강한 성장에 도움이 된다. 정해진 시간에 동화를 읽어주는 것도 아기의 생활 리듬을 규칙적으로 만들어주는 방법이다. 아기는 동화를 읽어주는 아빠의 목소리를 기억하고 목소리를 통해 전달되는 아빠의 사랑을 느낀다. 다양한 목소리로 읽어주면 아기도 신선한 자극을 받는다.

❸ 아내 사랑이 기본 태교예요
아기를 품고 있는 아내는 세상에서 가장 소중한 존재다. 엄마가 행복해야 뱃속 아기도 행복한 것은 두말할 것도 없다. 임신한 아내의 가장 큰 행복은 남편에게 받는 사랑이다. 아내를 아껴주고 사랑하는 마음은 어떻게든 전달되기 마련이다. 이 사랑이 아빠 태교의 기본이다.

임신 중 남편 수칙 5계명

1. 남들 다 하는 임신인데, 하는 생각은 절대 금물! 한 생명을 품고 있는 것은 위대한 일이다. 아내를 존경하고 사랑하자.
2. 아내는 지금 정서적, 신체적으로 불안한 상태다. 출산에 대한 두려움도 있다. 곧 태어날 아기에 대해 많은 대화를 나누자.
3. 한 달에 한 번 이벤트는 어떨까? 임신·출산·육아 관련 책 선물하기, 맛있는 음식 해주기, 사랑 고백하기 등 소소한 이벤트로 아내를 행복하게 해주자.
4. 집안일을 적극적으로 하자. 무거운 것 들기, 걸레질과 같은 집안일은 당연히 남편 몫으로 생각하고 그 밖에 집안일도 평소보다 열심히 하자.
5. 아내가 먹고 싶어 하는 것, 하고 싶어 하는 것에 즉각 반응하자. 임신 중 서러운 것은 평생 간다는 말이 있다.

♥ "엄마 저 여기 있어요.
건강하게 자라고 있어요."
아기가 쿵쿵 태동을 하며 나에게 말을 건다.
"아가야,
엄마가 여기 있단다.
엄마의 목소리 들리지?"

month 5

처음 맛보는 행복

엄마의 목소리가 들리지?
엄마 안에
네가 있단다.

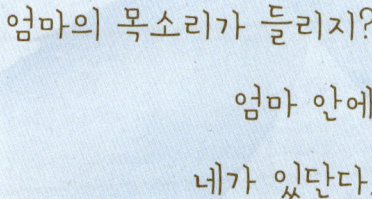

박문일 박사의 임신 5개월 뇌태교 이야기

뇌의 크기가 달걀만 하게 커지면서 머리의 크기가 몸통 크기와 비슷해집니다. 이렇게 커진 뇌에서 듣는 능력이 생겨납니다. 태아의 청력은 임신 16주부터 시작됩니다. 태아가 외부의 소리를 듣기까지는 양수, 양막, 자궁, 그리고 산모의 복부 등 많은 장벽이 있습니다. 또한 엄마의 장운동 및 심장박동 등의 배경음에 태아는 항상 노출되어 있습니다. 그럼에도 불구하고 외부의 소리들은 큰 왜곡 없이 자궁 내 태아에게 도달합니다. 태아는 사람 음성의 크기 및 주파수, 리듬은 물론 억양도 구별해냅니다. 특히 엄마의 목소리는 몸을 통한 진동으로도 전달되기 때문에 태아에게는 가장 강력한 청각의 원천이자 뇌 발달에 중요한 자극이 됩니다.

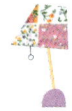

week 17

아기의 성장 청각이 크게 발달해 자궁 밖 소리를 들을 수 있으며, 미각도 생기기 시작해요. 양수를 마셨다 뱉었다 하면서 출생 후 호흡을 위해 폐를 단련시킵니다.

엄마의 변화 커진 자궁이 위와 장을 밀어 올려 식사 후 소화가 안 되는 것처럼 답답하고, 숨쉬기도 편하지 않아요. 심장에서 공급하는 혈액이 전보다 50% 정도 증가하는데 모세혈관의 압력을 높여 코피, 잇몸 출혈도 간혹 나타납니다.

아빠의 태교 청각이 발달해 적극적으로 태담을 할 수 있는 때입니다. 태아는 아빠의 목소리를 좋아합니다. 태아와 자주 대화하세요.

week 18

아기의 성장 두개골을 포함한 태아의 뼈는 대부분 연골이었지만 이 시기부터 점점 단단해져요. 심장이 발달해 청진기로 심장 뛰는 소리를 들을 수 있고 움직임이 활발해집니다.

엄마의 변화 대부분의 임신부가 첫 태동을 감지해요. 그러나 사람마다 태동을 느끼는 시기가 다르고 체중이 많이 나가면 태동을 느끼는 시기도 늦는 편이에요. 태아가 자라면서 직장을 압박해 정맥이 부풀어 오르면서 항문이 밖으로 튀어나와 치질이 생길 수도 있어요.

아빠의 태교 태아가 태동을 할 때 가만히 손을 얹고 태담을 나누세요. 아빠의 존재를 아기도 느낄 수 있어요.

week 19

아기의 성장 머리가 몸 전체의 3분의 1을 차지해요. 초음파로 태아의 발길질 모습, 웅크리는 모습, 손가락 빠는 모습 등을 볼 수 있어요. 뇌와 척수가 가장 크게 발달하는 시기예요.

엄마의 변화 유방이 커지고 유선이 발달해 임신 전 사용한 브래지어를 착용하기 힘들어져요. 유두에서 유즙이 나오고 피부 색소 변화로 유두 색깔도 짙어져요. 질 분비물인 백대하가 증가하는데 색이 진하고 냄새가 심하면 감염을 의심해야 해요.

아빠의 태교 태아에게는 엄마의 몸속 소리가 생각보다 크게 들려요. 엄마의 심장이 빨라지면 태아가 불안을 느껴요. 아내가 늘 편안한 상태를 유지할 수 있도록 도와주세요.

week 20

아기의 성장 피지선에서 태지가 분비되기 시작해요. 태지는 흰색 크림 상태의 지방 성분으로 피부를 보호하고 출산 시 윤활유 역할을 해요. 감각이 발달해 쓴맛, 단맛을 구별해요.

엄마의 변화 복부 근육이 갑자기 늘어나 아랫배와 허리 통증을 느낄 수 있고, 배의 압력으로 배꼽이 튀어나오고 생식기를 따라 임신선이 선명해져요. 점점 커지는 자궁이 위, 폐, 방광을 압박해 소화가 잘 안 되고 소변을 자주 보게 됩니다.

아빠의 태교 임신 중 유방 마사지는 산후 모유수유를 원활하게 할 수 있어요. 아내의 뒤쪽에 앉아 유륜을 중심으로 둥글고 부드럽게 모아주듯 마사지해주세요. 그러나 마사지를 할 때 아내가 자궁 수축을 느낀다면 중지해야 합니다.

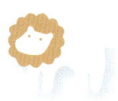

우뇌성장 감성태교

행복이란 이런 걸까?

늘 상상하고 기다렸으면서도 막상 닥치면 생각보다 더 강하게 울리는 울림이 있습니다. 아기를 선물로 받았다는 것은 언제 생각해도 행복하고 신기한 일이지요. 하지만 임신 5개월에 느껴지는 태동을 경험한 임신부들은 상상한 울림보다 몇 배나 더 큰 감동을 맛보았다고 합니다. 이때는 점점 뱃속에서 성장하는 아기의 존재가 커지고 소통이 자연스러워집니다. 엄마가 느끼는 것만큼 아기 또한 엄마의 존재를 강하게 느끼게 되는 때입니다. 청각, 시각, 미각 등 감각이 발달하면서 엄마가 전하는 메시지를 온몸으로 받을 때입니다. 아기와의 시간을 늘려가세요. 태교의 즐거움을 느끼고 집중하며 아기와 소통을 해보세요.

아가야, 엄마는 몇 달 전만 해도
행복을 생각할 틈이 없었단다.

아침이면 허겁지겁 회사에 가는 버스에 오르기 바쁘고
회사에서는 일하기 바빴지. 집에 와서는 씻고 잠자기 바쁜 생활이
한마디로 다람쥐 쳇바퀴 도는 기분이랄까?
지나고 나서 가만히 생각해보면 그때도 충분히 행복해하며
그 자리에 있는 나 자신을 사랑할 수 있었는데 말이야.
그래서 지금은 온전히 이 시간을 음미하고
온전히 나와 우리 아기를 느끼면서 행복을 맛보려 해.
행복은 눈에 보이지 않아. 하지만 뱃속에서 우리 아기가 자라는 만큼
한 움큼씩 커져 가까운 곳에 행복이 가득 차 있음을 느낄 수 있단다.
지금 이 순간의 기쁨을 찾는 것이 행복이라는 것을 알았단다.

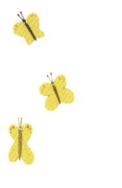

행복을 찾은 남자

_ 안데르센 동화

　어느 마을에 아주 가난한 사람이 살았어. 우산대와 우산살을 만들어 팔아 겨우 아이들을 키우며 먹고살았지. 열심히 일했지만 살림이 나아지지 않자, 아내는 한숨을 쉬며 말했어.
　"우리 같은 사람한테도 행복이라는 게 있을까요?"
　하지만 남자는 늘 바르고 성실하게 열심히 살려고 노력했단다.
　아가야, 엄마도 마음이 우울할 때는 행복은 나의 것이 아닌 게 아닐까, 생각한 적이 있단다. 행복은 특별한 사람들에게만 있는 것일까?
　하루는 바람이 심하게 불더니 집 마당에 심어져 있던 배나무의 굵은 가지가 가난한 사람의 집 지붕으로 쓰러졌지 뭐야. 아내는 하늘도 너무하다며 한탄을 했어.

"배 한 개 열리지 않더니 결국 지붕으로 쓰러질 게 뭐람. 쓸모없는 저 배나무 치워버려요."

가난한 남자는 배나무 가지를 작업장으로 끌고 들어왔어. 가만히 나뭇가지를 만져보니 매끈하고 단단한 것이 땔감으로 쓰기에는 아까운 거야.

"열매 한 개 맺지 못했으니 너도 참 한스럽겠구나. 내가 맛있는 배로 만들어주마."

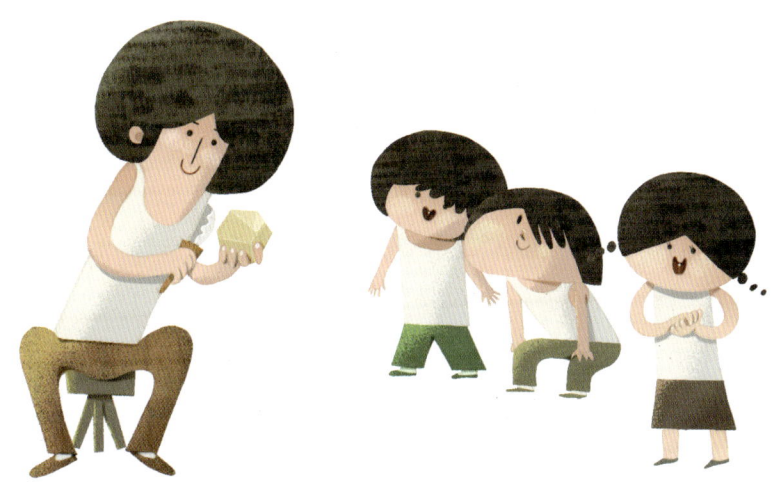

가난한 남자는 우산살을 깎던 솜씨를 발휘해 배나무로 맛있게 보이는 배를 만들었지. 아이들은 맛있게 먹는 흉내를 내며 아빠가 만들어준 배를 가지고 놀았어.

비가 몹시 내리던 어느 날이었어. 가난한 사람의 집에는 우산이 하나밖에 없었어. 만든 우산을 모두 팔아도 먹고살기 어려웠으니까. 그런데 그 우산마저 우산살을 모아주는 고리가 망가진 거야. 급한 나머지 가난한 사람은 손때 묻은 배 장난감에 구멍을 뚫어 우산살을 꿰어보았어. 그런데 이제껏 쓰던 나무 고리보다 더 튼튼하고 편리한 거였어.

가난한 사람은 배나무로 만든 배를 끼운 우산을 시장에 내다 팔아보았어. 사람들은 모양도 재미있고 훨씬 튼튼한 이 우산을 좋아했지. 여기저기에서 주문이 쏟아져 들어왔어.

열매 한 개 맺지 못했던 배나무는 마침내 모조리 조그만 배가 되어버렸단다. 가난한 사람은 많은 돈을 벌었지. 그리고 '우리 같은 사람에게는 행복이 없다'고 생각하는 사람들과 함께 배나무가 준 행복을 나눴단다.

가난한 사람은 꼭 이런 말을 덧붙였대.

"행복은 바늘 속에도 있는 법이에요. 나의 행복이 배나무 속에 있을 거라고 누가 상상이나 했겠어요"라고 말이야.

행복은 아무한테도 보이지 않지만 언젠가는 꼭 찾게 되는 것인 듯해. 장난감 배 속에서 행복을 발견한 이 동화의 주인공처럼 정말 뜻하지 않은 곳에서 찾기도 하지.

가난한 사람에게 살림이 넉넉해지는 것은 물론 행복이야. 하지만 사람들은 알고 있단다. 그것이 전부가 아니라 넉넉한 마음이 물질보다 더 귀한 것이고 행복에 더 닿아 있다는 것을….

아가야, 우리 아기는 세상에서 어떤 행복을 느끼게 될까? 엄마는 요즘 가슴 뭉클하게 요동치더니 온몸으로 퍼지는 행복을 맛보고 있단다.

엄마는 요즘 마음이 닿아 있는 행복이 무엇인지 알 것 같단다.
바로 우리 아기를 만나면서 알게 된 뭉클한 행복을….

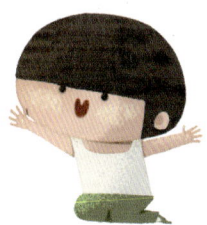

우뇌성장 감성태교

행복이 찾아왔어

5개월에 접어들어 첫 태동을 느끼는 임신부들은 환호성을 지르기도 합니다. "봤어? 봤어? 아기가 움직였어?" 하며 아빠에게 확인시켜주려고 호들갑을 떨게 되기도 하지요. 이제 아기는 더 많이 움직이며 엄마에게 자신의 존재를 확인시킬 겁니다. 아기가 뱃속에서 꿈틀거리며 움직이는 느낌은 엄마에게는 큰 사건입니다. 뱃속에 아기가 자라고 있는 것이 더 실감나는 이때, 이제 아기에게 정성과 사랑을 더 전할 때입니다. 행복을 마음껏 느끼세요. 그리고 그 행복을 아기와 나누세요. 동화를 함께 읽으며 앞으로 만들 행복에 대해서도 이야기 나눠보세요. 행복은 느끼지 못하면 잡을 수 없습니다.

행복은 어디서 오는 걸까?

우리의 삶은 특별한 시간들보다
소소하고 평범한 시간들이 더 많아.
이 소소하고 평범한 시간들이 지루하다고?
그러고 보면 똑같은 일상인데
이 평범한 시간들이 요즘은 무척 행복하단다.
행복은 어쩌면 멀리 있는 게 아닌 듯해.
지금 내가 행복한 사람임을 아는 것,
그것 자체가 바로 우리가 받은 큰 선물이구나.

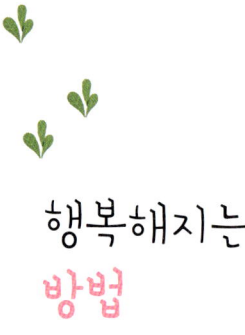

행복해지는 방법

_ 탈무드 이야기

　어느 마을에 늘 불평만 늘어놓는 남자가 살았어. 그 남자는 자신이 불행한 사람이라고만 생각했지. 아이들은 많은데 집은 가난하고 무엇 하나 행복한 게 없다고만 생각했지.
　남자는 항상 인상을 쓰고 다니며 괜히 사람들에게 시비를 걸고 아이들에게 화를 내며 아내와는 싸우기 일쑤였어. 그러고는 이렇게 말하는 거야.
　"아, 나는 너무 불행해."
　남자의 눈에는 세상 사람들이 모두 행복한데 자신만 불행한 듯 보였어. 어느 날 우연히 길을 가던 랍비가 남자가 늘어놓는 불평을 듣게 되었지.

"저는 정말 불행한 사람입니다. 방이 하나뿐인 집에 열 명의 아이들과 우리 부부가 살아요. 이 좁아빠진 집에서 복닥복닥 사는데 어떻게 불평을 안 할 수 있습니까?"

잠시 생각에 잠겨 있던 랍비는 조용히 대답했어.

"혹시 집에 소가 있소?"

"네."

"그러면 오늘부터는 소를 방에 들여 함께 생활하시오."

남자는 불평을 늘어놓았지만 랍비의 말을 따라보기로 했어. 소를 방에 데려와 함께 생활하기 시작했지. 하지만 사흘도 채 지나지 않아 허겁지겁 랍비를 찾아가 불평을 늘어놓았지. 가만히 남자의 이야기를 듣던 랍비는 고개를 끄덕이더니 말했어.

"혹시 양을 기르시오?"

남자가 의아한 표정으로 고개를 끄덕였지.

"그렇다면 그 양도 방에서 재우시오."

랍비는 그 마을에서 지혜로운 사람으로 존경을 받고 있었기 때문에 남자는 랍비의 말을 따를 수밖에 없었어. 하지만 이번에는 이틀 밤도 넘기지 못하고 랍비를 찾아가 하소연했지.

"랍비님, 정말 미치겠습니다. 작은 방 하나에 아내와 열 명의 아이들, 거기에 소와 양이 함께 살려니 지옥이 따로 없습니다."

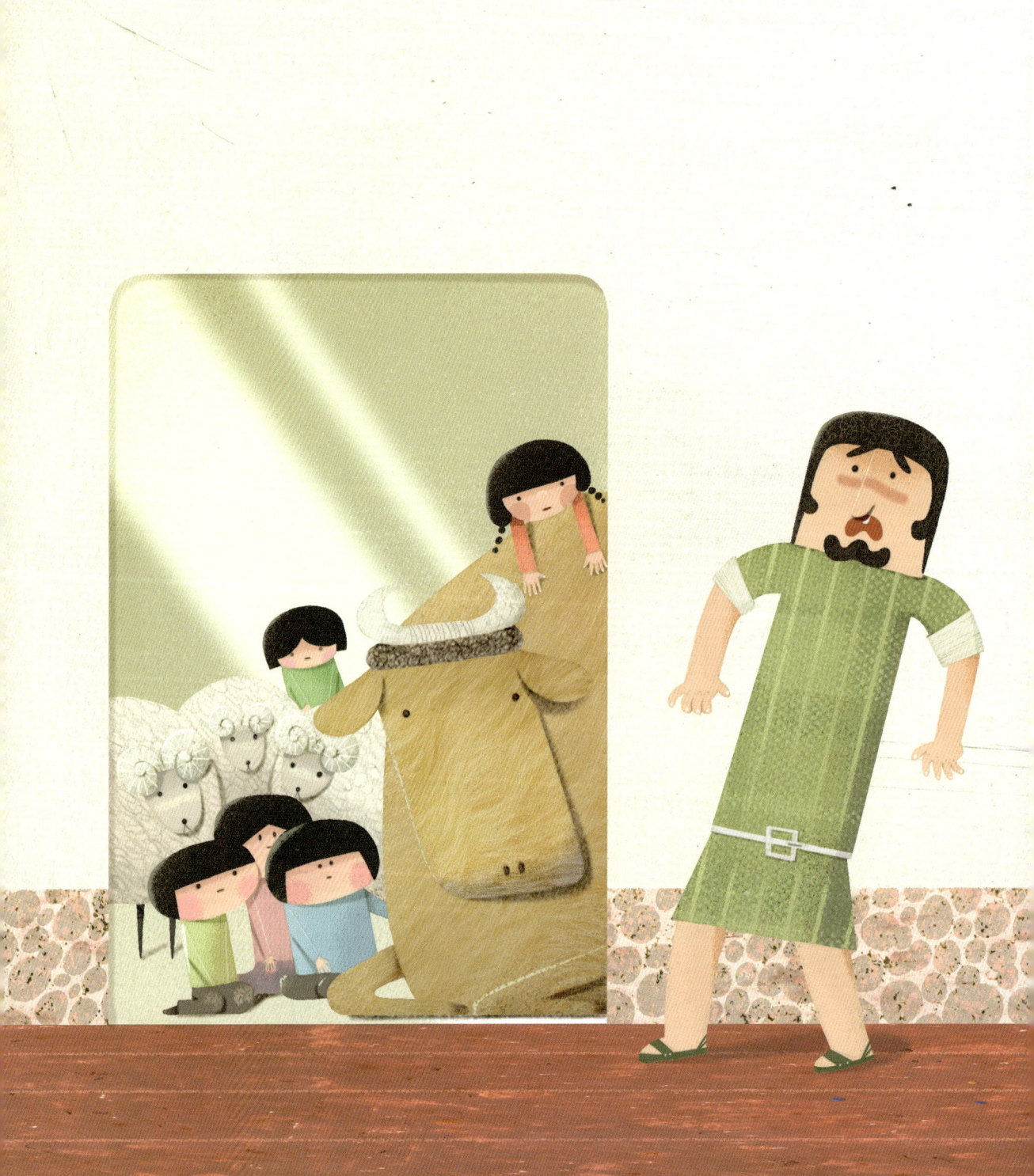

남자는 괴로운 표정을 지으며 원망하듯 랍비를 쳐다보았어. 랍비는 온화하게 미소 지으며 말했지.

"그렇다면 오늘은 돌아가서 소와 양을 내보내시오. 그리고 내일 다시 찾아오시오."

다음날 남자는 밝아진 표정으로 랍비를 찾아왔단다.

"랍비님, 어제 말씀해주신 대로 소와 양을 밖으로 내보냈습니다. 그랬더니 비좁던 방이 어찌나 넓고 아늑한지 모르겠습니다."

남자는 싱글벙글 웃으며 자랑하듯 말했어.

"행복도 불행도 모두 자네 마음속에서 시작한 것이오."

남자는 랍비에게 깊이 고개를 숙였어.

아가야, 행복은 우리 가까이에 있구나. 오늘은 엄마 배를 차는 너를 느끼며 행복해하고 엄마의 목소리에 귀 쫑긋 세우고 있을 너를 상상하며 이야기 나누는 것이 더 행복해졌단다.

이런 시간들이 얼마나 큰 행복인지 마음에 새길 거란다.
엄마의 행복은 우리 아기에게서 시작되었구나.

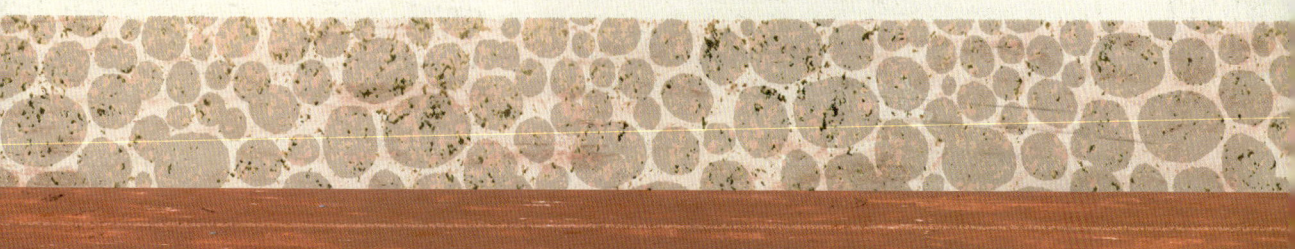

좌뇌성장 수학태교

마음을 재어보자

생활 속 태담을 자연스럽게 즐기다 보면 측정과 관련된 말을 하게 돼요. "돼지고기 한 근만 주세요." "엄마 몸무게가 많이 늘었네. 우리 아기가 쑥쑥 자란다는 것이겠지." 이런 말 모두 측정과 연관 지어 생각할 수 있지요. 시장에 가서 고기를 사고 아기 옷을 만들기 위해 천을 자르고 음식을 하기 위해 일정한 길이로 채소를 자르지요. 어때요? 매일매일 길이를 재거나 무게를 달고 있지요? 엄마 몸무게를 체크할 때도 맛있는 요리를 할 때도 아기에게 이야기해주세요. 그것이 바로 수학태교랍니다. 아기는 자연스럽게 생활 속 단위와 관련된 표현들에 친숙해지게 된답니다.

아가야,
행복의 향기는 전염이 되나보다.

아빠도 방긋, 엄마도 방긋,
뱃속에 우리 아기도 방긋 웃고 있겠지.
크게 달라진 것이 없는데도
'이런 게 행복이구나' 생각하는 것을 보면
행복은 마음으로 오는 것이 맞는 듯도 하구나.
행복도 그 넓이나 무게를 잴 수 있을까?
그게 가능하다면 지금의 행복은 얼마나 넓고 깊을까?

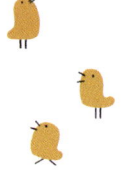

행복을 잴 수 있을까?

　옛날 물건을 재기 위한 단위가 생겨난 것은 물물교환을 하기 시작하면서 였어. 그런데 그 시절에는 길이를 재는 기구가 없어 자 대신 사람 몸의 일부를 측정의 기준으로 삼았단다. 예를 들어 손가락이나 손바닥의 길이로 한 뼘, 두 뼘 등을 재었어. 양 손바닥을 모아 가득 담을 수 있는 양으로 한 줌, 두 줌 등의 부피를 재기도 했어.

　고대 이집트에서 사용한 '큐빗'이라는 단위는 가운뎃손가락 끝에서 팔꿈치까지의 길이를 말해. 거대한 피라미드를 지을 때도 '큐빗'을 사용했다고 해.

　영국에서는 '인치'나 '피트'를 사용했는데 피트는 발뒤꿈치에서부터 엄지

발가락 끝까지의 길이야. 인치는 엄지손가락의 너비로 피트를 12분의 1로 나눈 것이지. 또 팔을 뻗어 코끝에서 엄지손가락까지의 길이도 '야드'라 하여 단위로 사용했단다.

중국에서는 손을 폈을 때 엄지손가락 끝에서 가운뎃손가락 끝까지의 길이로 '자' 또는 '척'이라는 단위를 썼어.

우리나라에도 옛날부터 사용되던 단위가 많단다. 넓이를 나타내는 '평'과 무게를 나타내는 '근'도 옛날부터 사용되던 단위야. 이렇듯 사람들은 다양한 방법으로 무게와 길이를 재었단다.

우리의 행복을 한 뼘, 두 뼘으로 잴 수 있을까? 세상에 마음의 길이와 깊이를 잴 수 있는 단위가 있다면 지금 엄마의 마음은 엄청 긴 자가 필요할 거야. 엄청 큰 저울이 필요할 거야.

행복은 사람의 마음에 고즈넉이 있어. 어쩌면 마음의 저울만이 행복을 잴 수 있을지도 몰라. 사람마다 가지고 있는 마음의 저울은 그 사람에 따라 기준이 달라지지. 나만의 저울에 달아 잴 수 있는 게 행복이라면 엄마의 저울은 오늘도 달 수 없을 정도로 가득 찼구나.

아가야, 우리 함께 마음의 저울에
행복을 차곡차곡 올리자꾸나.

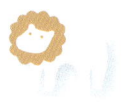

오감자극 청각태교

함께 노래 부르자

태아는 오감 중 청각에 가장 잘 반응해요. 그래서 청각태교는 뇌세포 자극에 제일 영향을 주는 태교라 할 수 있지요. 특히 좋은 음악이나 기분 좋은 소리를 들으면 감정과 직관을 감지하는 우뇌를 발달시켜요. 우뇌 발달은 추후 언어 기능에도 영향을 미치지요. 임신 12주째가 되면 태아의 내이가 형성되어 어느 정도 배 밖에서 나는 소리를 들을 수 있어요. 자주 아기에게 태담을 해주고 아빠와 엄마 목소리를 들려주세요. 노래를 불러주거나 자장가, 전래 동요를 불러주는 것도 좋아요. 엄마가 들려주는 노래는 행복을 타고 아기에게 전달될 거예요. 노래의 리듬을 따라 아기도 행복의 몸짓을 할 거예요.

오감 발달 정보
촉각 : 배를 쓰다듬거나 양수가 흔들리면 반응을 해요.
후각 : 콧속에 후각섬모가 생겨 냄새를 맡을 수 있어요.
청각 : 청각이 발달해 외부 소리에 반응하기도 해요.

아가야, 무슨 소리를 듣고 있니?

무슨 소리를 들을 때 가장 행복하니?
두근두근, 엄마의 심장 소리 들리니?
뽀로롱 뽕, 엄마의 귀여운 방귀 소리 들리니?
속닥속닥, 너에게 말을 거는 엄마의 목소리 들리니?
오늘은 엄마가 노랫소리를 들려줄게.
생글생글,
우리 아기 행복할 수 있도록
기분이 좋은 노래를 들려줄게.
토닥토닥,
우리 아기 새근새근 푹 잘 수 있도록
자장가를 들려줄게.

곰 세 마리 _동요

곰 세 마리가 한 집에 있어
아빠 곰, 엄마 곰, 아기 곰
아빠 곰은 뚱뚱해
엄마 곰은 날씬해
아기 곰은 너무 귀여워
으쓱으쓱 잘 한다

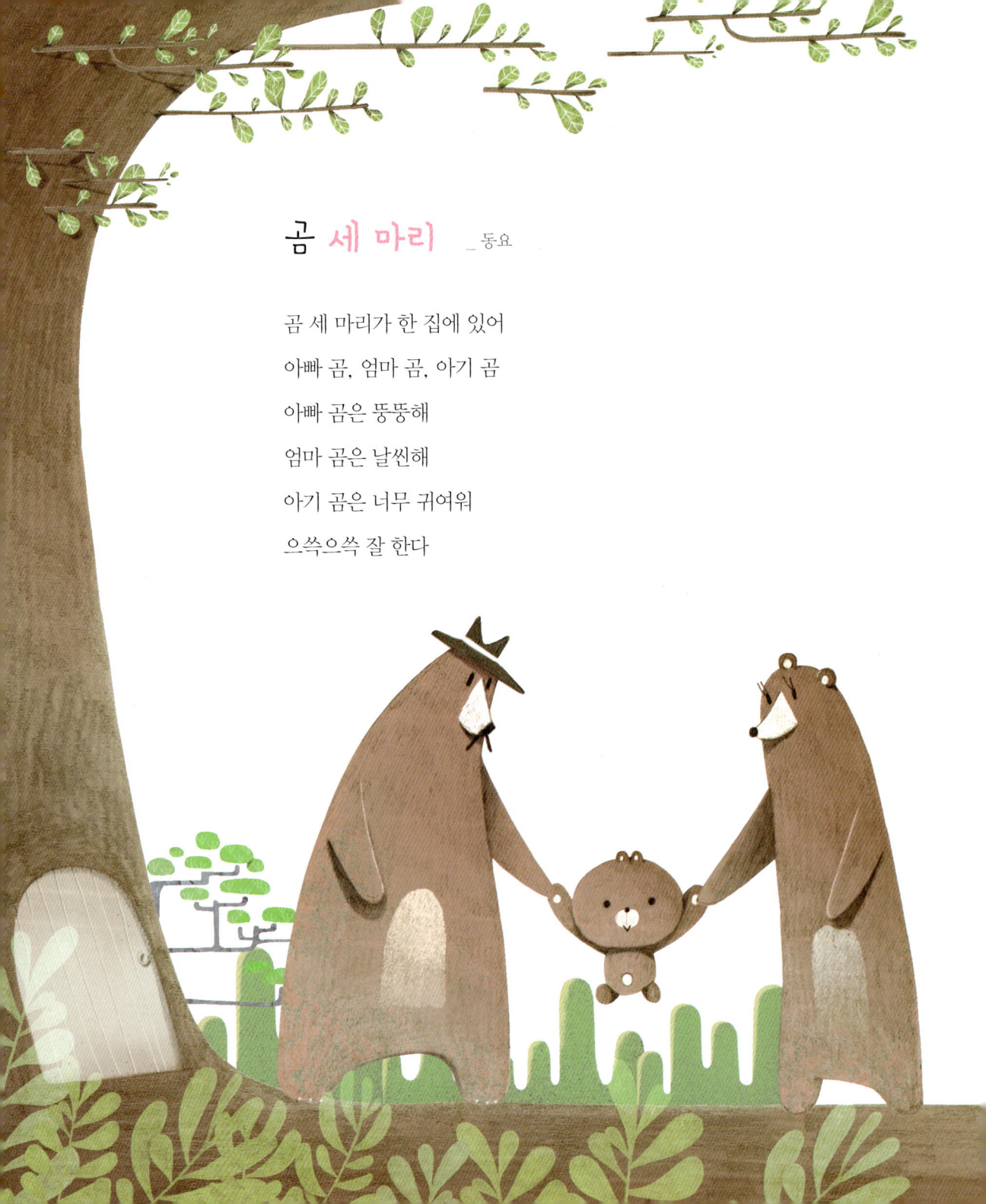

자장가

_ 전래 동요

자장자장 우리 아기 자장자장 우리 아기
꼬꼬 닭아 우지 마라 우리 아기 잠을 깰라
멍멍 개야 짖지 마라 우리 아기 잠을 깰라

자장자장 우리 아기 자장자장 잘도 잔다
금자동아 은자동아 우리 아기 잘도 잔다
금을 주면 너를 사며 은을 주면 너를 사랴
나라에는 충신동아 부모에는 효자동아
자장자장 우리 아기 자장자장 잘도 잔다

☀ 요즘엔 잠마저 달콤하고 행복하단다.
  이렇게 한숨 자고 나면 우리 아기가 또 성큼 자라 있겠지.
  엄마랑 세상의 행복 소리 들으며 새근새근 잠 자자꾸나.

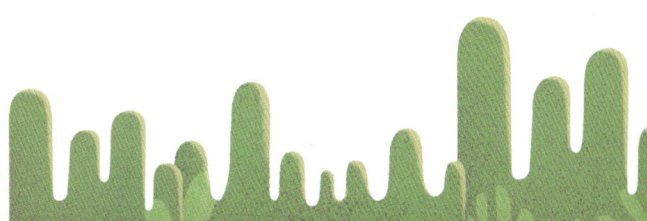

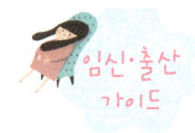

다른 나라에서는 어떻게 태교를 할까?

나라는 달라도 건강하고 똑똑한 아기를 낳고 싶은 부모의 마음은 하나가 아닐까? 옛 태교법을 보면 다소 미신적인 부분도 있으나 아기에게 집중하고 최선을 다하려는 부모의 마음은 닮아 있다. 한마음으로 아기에게 정성과 사랑을 들이는 다른 나라의 태교법을 알아보았다.

최초의 태교 발상지, 중국의 태교

태교 발생지하면 중국을 꼽을 수 있다. 시대에 따라 여러 문헌이 전해지고 있는데 그중 《열녀전》에는 임신부의 몸가짐과 금기 사항이 구체적으로 기록되어 있다. 임신부의 평소 자세가 흐트러지면 마음이 바르지 못한 아이가 태어날 수 있다고 여겼다. 나쁜 광경은 보지 않으며 나쁜 말은 듣지 않고 상한 음식은 먹지 않는 등의 기록이 우리나라의 옛 태교와도 비슷하다. 정성으로 태교에 힘쓰고 뱃속의 아기에 집중하면 재주가 뛰어난 아기가 태어난다고 믿었다.

지방마다 색깔 있는 일본의 태교

일본의 태교법은 지역에 따라 다소 차이가 있다. 도쿄에서는 임신부가 몸을 부지런히 움직여야 건강한 아기를 낳는다고 여겼다. 그래서 평소와 같이 부지런히 생활한다. 홋카이도에서는 임신부가 장례식장 등과 같이 슬프거나 나쁜 곳에 가는 것을 피했다. 나쁜 말을 하거나 듣는 것도 금기시할 만큼 임신부의 마음가짐을 중요하게 여겼다.

임신부를 위한 나라, 프랑스 태교

프랑스에서는 평소와 똑같이 생활하고 특별히 금기하는 것도 없다. 그런데 가만히 들여다보면 임신부를 위한 배려가 녹아 있다. 임신부가 하고 싶은 것, 먹고 싶은 것을 존중하고 남편은 적극적으로 집안일을 한다. 프랑스의 남편들은 함께 병원을 다니는 것은 물론이고 출산 강의도 함께 듣는다. 임신부가 편안하고 행복한 것, 이것이 가장 큰 태교가 아닐까?

두뇌 태교를 활용하는 미국 태교

미국에서는 태내 환경을 중요시하여 태내에서 영재가 타고난다고 생각한다. 과학적이고 합리적인 태교법을 선호하는데 주로 음악을 듣거나 책을 읽는다. 또한 태아는 8개월 때까지 뇌세포를 활발하게 만들다가 그 후부터 출생 전까지 50% 정도의 뇌세포가 감소한다고 하여 임신 18~20주 사이의 태교를 중요하게 여긴다. 남편이 아내와 함께 임신과 출산에 관한 교육을 받고 태교를 하는 등 부부가 임신 과정을 함께한다.

나라별 재미있는 임신 중 금기 사항

- **말레이시아**
  아내가 임신 중에 함부로 살생을 하는 것을 금한다. 이것은 남편에게도 적용된다. 살생을 하면 아기에게 나쁜 기운이 닥친다고 생각한다.

- **스리랑카**
  스리랑카에서는 남자는 하늘, 여자는 땅이라는 사고방식이 강하지만 임신 중에는 완전히 달라진다. 엄마가 편해야 건강한 아기가 태어난다고 믿기 때문에 임신부가 원하는 것이라면 남편은 무엇이든 들어줘야 하며 그렇지 못하면 죄를 지은 것으로 생각한다.

- **인디언**
  만든 지 오래된 음식을 먹으면 아기가 예정보다 늦게 나온다고 생각했고 바구니를 짜면 아기가 태어날 때 탯줄을 휘감고 나온다고 여겼다.

♥　엄마에게도 꿈이 있었지.
　그리고 지금은 꿈을 펼칠 아기를 품고 있단다.
　엄마의 지금 꿈은 건강하고 지혜로운 아기를 낳는 거란다.
　아가야,
　너는 어떤 꿈을 가지게 될까?

month 6

재능을 키워줄게!

우리 아기,
무엇을 좋아할까?
어떤 꿈을 가질까?

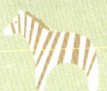

박문일 박사의 임신 6개월 뇌태교 이야기

24주가 되면 뇌의 대뇌피질에 주름살이 생겨나기 시작합니다. 뇌가 한정된 두개골 내에서 더 크지 못하기 때문에 주름살이 생겨 뇌세포를 늘리는 것입니다. 이제 뇌는 대뇌피질의 발육과 함께 기능적으로 발전하는 것입니다. 태아의 귀는 구조적으로 24주에 완성됩니다. 이때에 이르면 반응이 최대치가 되는 것으로 알려져 있습니다. 따라서 임신 24주 이후 태아의 청력은 부모와 태아 사이의 대표적인 정보 소통 채널이 됩니다. 이러한 정보 소통으로 태아의 뇌가 더욱 발달합니다. 어떠한 감각보다도 태아는 청각에 민감합니다. 5초간의 외부 청각 자극이 자궁 내 태아의 심장박동 및 태동에 약 1시간 동안이나 영향을 준다는 사실도 밝혀졌습니다.

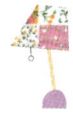

week 21

아기의 성장 소화기관이 발달해 양수에서 물과 당분을 흡수하고 나머지는 대장으로 보내요. 태지는 점점 많이 분비돼 태아의 몸은 미끈거리는 상태가 됩니다.

엄마의 변화 자궁이 커지면서 폐를 압박해 조금만 움직여도 숨이 차요. 커진 자궁이 혈액순환을 방해하고 부종, 정맥류가 생겨요. 밤이 되면 종아리에 경련이 나기도 해요.

아빠의 태교 이 시기가 되면 잠잘 때 다리 통증을 호소하는 임신부가 많아요. 잠자기 전 아내의 다리 사이에 베개나 쿠션을 끼워주세요. 작지만 세심한 배려가 아내에게는 큰 행복이 될 때예요.

week 22

아기의 성장 태아의 골격이 완전히 자리 잡혀요. 두개골, 척추, 갈비뼈, 팔다리뼈를 모두 구분할 수 있고, 관절도 크게 발달해요. 눈꺼풀, 눈썹, 손톱도 완전히 자라고, 자궁 밖 외부 소리에 반응할 만큼 청각도 발달해요.

엄마의 변화 혈액량의 증가로 빈혈이 생겨요. 갑자기 늘어난 체중으로 몸매가 흐트러지고 몸 가누기가 힘들어져요. 항문 부근의 정맥이 울혈이 되어 치질이 생기기 쉬워요.

아빠의 태교 아내는 다리가 붓거나 경련이 일어나는 경우가 많아요. 이런 증상이 보인다면 허벅지와 종아리를 마사지해주세요. 발 마사지까지 해준다면 최고의 아빠가 되겠죠.

week 23

아기의 성장 얼굴에서 입술 구분이 뚜렷해지고 눈꺼풀, 눈썹도 제자리를 잡아요. 잇몸 아래에 치아도 자라기 시작해 신생아와 비슷한 모습이 돼요.

엄마의 변화 배, 가슴, 허벅지 등 피부가 트고 가려워져요. 가려움증은 태반에서 나오는 호르몬이 간에 영향을 주기 때문입니다. 심한 경우 수포나 습진으로 발전하기도 해요.

아빠의 태교 이 시기에는 아기의 외형뿐 아니라 심장, 장기 등의 발달까지 꼼꼼히 확인할 수 있어요. 임신 중기에 하는 정밀 초음파 검사에 꼭 동행해보세요. 아기의 얼굴을 확인할 수 있는 행복의 시간을 아내와 나눠보세요.

week 24

아기의 성장 호흡을 위한 준비 단계로 폐 속의 혈관이 발달해요. 태아는 손가락이 입 근처에 있으면 반사적으로 얼굴을 돌리는 과정을 통해 태어나서 엄마 젖꼭지를 찾게 됩니다. 외부에서 들리는 소리에 더욱 민감하게 반응하고 자주 듣는 소리에는 익숙해져요.

엄마의 변화 체중이 늘어나면서 하반신에 무리가 가기 때문에 자다가 다리 통증을 호소하며 깨는 경우가 많아요. 호르몬 분비로 잇몸이 부어올라 양치할 때 피가 나기도 해요.

아빠의 태교 임신 중 여행 다니기 가장 좋을 때예요. 아내를 위해 여행을 계획해보세요. 아내가 여행을 힘들어한다면 가까운 근교에서 시간을 갖는 것도 기분 전환에 좋아요.

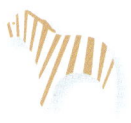

우뇌성장 감성태교
네 꿈을 응원해

엄마의 뱃속은 세상의 어느 곳보다 아늑하고 편안하지요. 아기에게는 최고의 장소랍니다. 아기는 지금 엄마 뱃속에서 안전하게 자라며 사랑이라는 양분을 먹고 성장하고 있어요. 그 양분으로 무한한 가능성을 가진, 존재만으로 빛나는 아기가 태어날 거예요. 아기와 꿈을 꿔보세요. 아기가 좋아하는 것, 행복한 것을 함께 꿈꿔보세요. 어떤 재능을 가지고 태어날지는 모르지만 엄마의 꿈도 담아보세요. 아기가 갖고 태어났으면 하는 재능과 관련된 이야기를 나누는 것으로 태담을 이끄는 것도 좋아요. 물론 어떤 재능을 가진 아기이건 꿈을 긍정하고 지지해주는 부모가 되어주세요.

아가야,
엄마는 요즘 궁금증이 늘어났단다.

우리 아기가 자라 무엇을 좋아할까? 어떤 꿈을 가질까?
사람은 세상에 나올 때 재능을 선물로 받고 태어난대.
그 재능의 선물 상자를 열어 빛내는 사람과
그 재능을 꺼내보지도 못하는 사람이 있다는구나.
옛날에 안데르센이라는 사람은 재미있는 이야기를 짓는 재능이 있었어.
안데르센은 아이들에게 세상의 호기심을 담은 많은 이야기를 들려주었지.
그의 이야기를 들으니 엄마도 살짝 이야기꾼이 되어보고 싶구나.
안데르센의 이야기 중, 마음에 담아 있는 부분을 들려줄게.
그의 이야기에 엄마의 또 다른 마음을 담아 더 재미있는 이야기로 꾸며볼게.
엄마의 최초 독자는 우리 아기이구나.

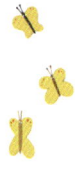

백조가 건넨
황금 깃털

_ 안데르센 동화 각색

하늘을 올려다보면 어느 순간 눈이 부셔 똑바로 볼 수 없을 때가 있지. 실눈을 뜨고서야 하늘을 올려다볼 수 있는 순간 말이야. 사람들은 햇빛이 눈부시다고 생각해. 그런데 이렇게 눈부실 때는 황금 깃털을 가진 백조가 하늘을 날고 있을 때래.

황금 백조가 무얼 하는 거냐고? 백조는 아름다운 날개를 펄럭이며 하늘을 날아다니다가 황금 깃털을 하나씩 세상에 떨어트리는 거야. 황금 깃털은 바람을 타고 뱅글뱅글 돌며 아이들 머리 위로 사뿐히 날아 내리지.

깃털 하나가 배의 갑판에 서 있는 남자아이의 머리 위로 내려앉았어. 아이는 황금 깃털로 펜을 만들었어. 그 아이는 배에 실리는 짐을 감독하는 사람의 조수였단다. 황금 깃털로 만든 펜을 가진 아이는 아무리 복잡한 일도 실수 없이 척척 잘 처리했지. 그리고 자라 유능한 무역 상인이 되었단다.

또 다른 아이는 깃털을 받자 들판으로 달려 나갔어. 온갖 꽃들을 꺾어 세상의 색깔을 만들고 그 색깔로 그림을 그렸어. 아이는 세상의 아름다운 풍경을 가장 잘 그리는 유명한 화가가 되었지.

백조가 아름다운 날개를 펄럭일 때마다 황금 깃털은 바람을 타고 날아가 세상의 사람들 머리 위에 하나씩 내려앉았어.

한 아이의 머리 위에 앉은 깃털은 고리가 되었어. 아이는 고리를 손가락에 끼웠지. 손가락에 끼인 고리를 보자 아이는 무언가 만들고 싶었어. 찰흙 한 덩어리를 구해다가 하루 종일 주물럭거렸지. 아이는 그 시간이 너무 행복했어. 그러자 소년의 손에서 놀랄 만한 작품들이 만들어졌어. 아이는 자라 훌륭한 조각가가 되었단다.

양을 보던 양치기 소년한테로 사뿐히 내려앉은 깃털은 한 권의 책이 되었어. 소년은 책의 세계에 빠져들었어. 책을 읽는 것이 더없이 행복했지. 양을 보는 것이 세상의 전부가 아니라는 것도 알게 되었지. 책을 통해서 말이야. 소년은 나중에 훌륭한 학자가 되었단다.

정말 황금 백조가 있다면 우리 아기에게는 어떤 재능의 깃털을 떨어뜨려 줄까?

또 다른 아이는 작고 허약했어. 이 아이 머리 위로도 황금 깃털이 내려앉았지만 다른 아이들과 달리 재능이 없어 보였지. 사람들은 그 아이의 빛나는 존재를 알지 못했어. 이 아이는 자신의 마음을 글로 썼지. 사람들은 그 시를 이해하지 못했어. 시간이 흐른 후, 그의 시는 영원히 죽지 않고 세상을 빛나게 하며 시인이 되고 싶어 하는 아이들에게 또 다른 황금 깃털이 되었단다.

황금 백조는 초라한 옷을 입은 어부의 아이 머리 위로 깃털 하나를 떨어뜨려주었어. 그 아이는 아무런 재능이 없는 듯 보였어. 그림을 잘 그리거나 노래를 잘 부르지도 않았지. 글을 잘 쓰거나 계산을 잘하는 것도 아니었어.

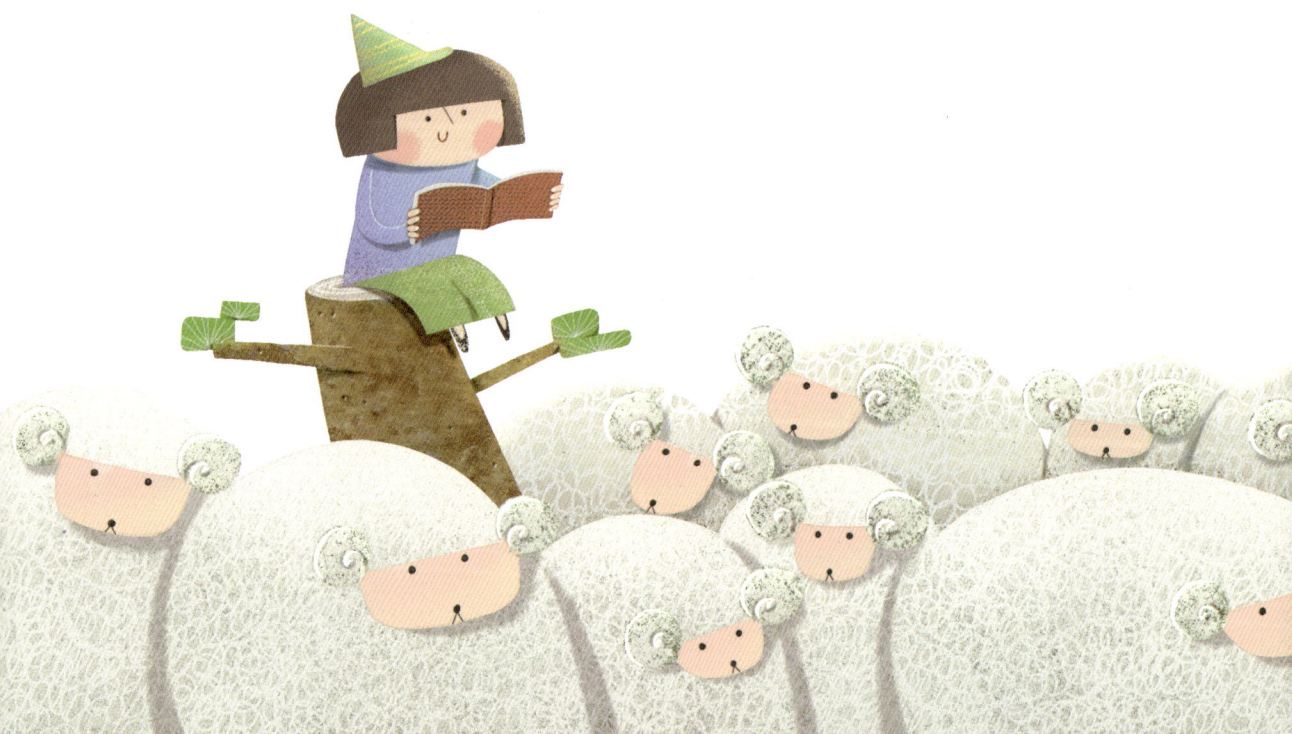

사람들은 별다른 재능이 없는 그저 평범한 아이라고 생각했지. 하지만 그 아이는 사람들을 끌어당기는 재능이 있었단다. 동네 아이들은 어부의 집에 늘 모여들었지. 초라한 어부의 집에 모여 앉은 아이들은 늘 행복했어.

   생각해보면 재능이 꼭 유명해지거나 성공하기 위해 필요한 것은 아니란다. 자신의 재능을 발견하는 건 세상에 하나뿐인 나 자신을 더 잘 알아가는 과정일 뿐이야. 그게 무엇이든 우리 아기가 자라며 행복한 것이면 된단다. 그게 무엇이든 우리 아기가 꼭 하고 싶은 일이면 된단다.

남들이 좋다는 것을 하기보다 네가 좋아하는 것을 하렴.
그게 무엇이든 우리 아기에게는
반짝반짝 빛나는 가능성이 있다는 것을 안단다.

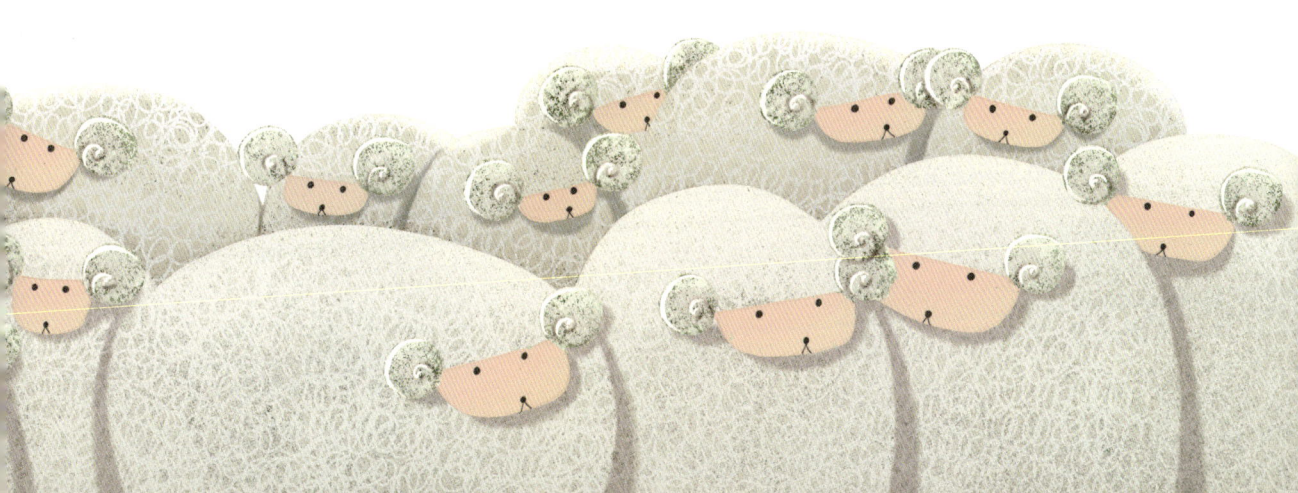

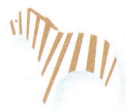

우뇌성장 감성태교
재능을 키워보자

임신 기간 동안은 하루하루 새로운 시간이에요. 임신부는 매일매일 달라지는 몸의 변화를 느끼는데 그건 뱃속 아기도 하루가 다르게 자라고 있다는 것이지요. 특히 임신 중기의 태아는 청각이 예민하게 발달하는 시기인데 임신 중기 동안 청각에 자극을 주면 두뇌 발달이 활발해진다는 연구 결과도 있어요. 실제 태아의 뇌 발달에 청각이 차지하는 비율이 90%에 달하지요. 임신 6개월에 접어든 아기는 모든 소리를 들을 수 있어요. 뿐만 아니라 소리를 구별하는 능력도 가지고 있고 사람의 목소리를 기억할 수도 있지요. 그래서 이 시기에 동화태교가 중요합니다. 아빠와 엄마가 읽어주는 동화는 아기에게 마음의 안정을 주고 두뇌를 활발하게 자극하여 뇌 발달에 도움이 됩니다.

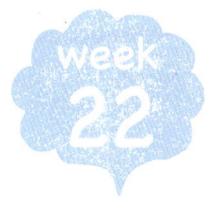

사람에게 선물처럼 재능이 주어지지만
그것을 모든 사람이 열어보는 것은 아니라고 해.

사실 엄마도 떠올려보면 어떤 것을 잘하는지,
어떤 것을 할 때 행복한지 잘 모르고 어른이 되었단다.
모든 사람에게 재능이 또렷이 보이는 것은 아닌 듯해.
왜 나한테는 특별한 재능이 없지 하소연하는 사람들도 많고.
그건 아마 다른 사람보다 뛰어난 무엇인가를 소유하고 싶은
욕심에서 비롯된 것인지도 몰라.
가만히 생각해보면 어쩌면 재능은
나를 돋보이고 뛰어나 보이게 하는 것이 아니라 그 자체만으로
힘들어도 행복한 일이 아닐까 하는 생각을 해.

천재적인 음악가
베토벤

_ 위인 이야기

　아가야, 피아노 소리가 들리지? 이 곡은 베토벤의 〈월광〉이란다. 〈월광〉은 스위스 루체른의 호수에 비친 달빛이 물결에 흔들리는 조각배와 같다는 의미로 이름 붙여졌다고 해.

　베토벤은 천재적인 음악가로 유명하단다. 태어날 때부터 음악적인 재능을 가지고 태어났지. 하지만 재능이 뛰어나다고 해서 그가 하루아침에 유명한 음악가가 된 것은 아니야. 그럼 어떻게 베토벤은 유명한 음악가가 될 수 있었을까?

　그의 집에는 늘 피아노 소리가 끊이지 않았어. 어린 베토벤이 피아노 연주를 연습하는 소리였지.

궁궐의 성악가였던 그의 아버지는 베토벤에게 피아노 연주를 연습시켰어. 아버지가 시키는 지나친 연습이 베토벤을 힘들게도 했어. 아버지에게 혼나기도 했지. 가끔은 피아노 연주를 하는 것이 싫었지만, 그래도 베토벤은 음악만은 좋아했단다.

어린 베토벤의 연주를 들은 사람들은 깜짝 놀랐어. 그의 연주가 남달랐던 거야. 그의 재능은 누가 봐도 천재적이었지.

21살이 된 베토벤은 훌륭한 음악가들이 많은 오스트리아의 빈으로 갔어. 자신의 꿈을 더 크게 키우기 위해서야.

'열심히 해서 모든 사람들에게 감동을 주는 음악을 만들어야지.'

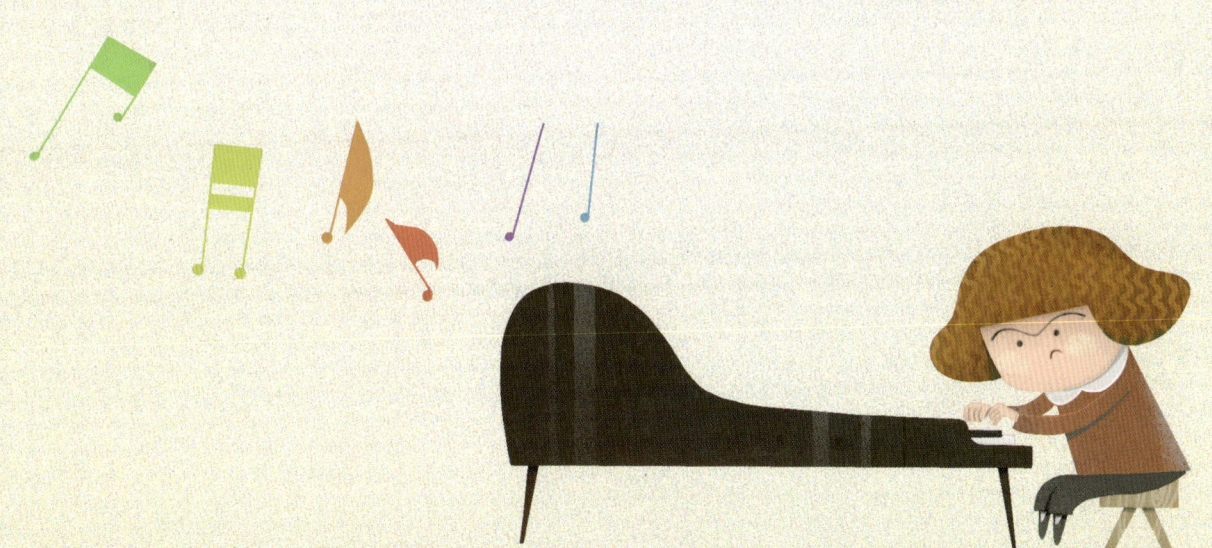

하지만 그에게 청천벽력 같은 일이 벌어졌어. 그 일은 음악가에게는 견뎌 내기 힘든 것이었어. 늘 음악과 함께했고 인생의 행복이 음악에 있었던 그가 어느 날 귀가 들리지 않게 된 거야.

아가야, 음악가에게 음악이 들리지 않는다는 것은 어떤 의미일까? 아무리 뛰어난 재능을 가지고 있다고 해도 음악을 들을 수 없는 음악가를 상상할 수 있겠니?

그럼에도 불구하고 베토벤은 음악을 포기하지 않았어. 슬퍼하던 베토벤의 마음속에 세상에서 가장 아름다운 소리가 들렸거든. 그의 꿈은 시련이 닥친 후에 더 빛났단다.

'음악은 마음으로도 들을 수 있어. 마음의 소리로 음악을 만들면 되잖아.'

결국 그는 그의 꿈처럼 감동을 주는 음악가가 되었단다. 그의 재능이 아니라 그의 노력이, 진정 자신의 꿈을 향한 절실함이 만들어낸 것이었지.

행복한 일을 찾은 건 참 행운이란다. 하지만 그런 사람들에게도 그 재능을 반짝반짝 빛나게 하는 것이 반드시 있어. 재능을 찾았다고 해서, 그것이 행복하다고 해서 힘들지 않은 것은 아니거든.

재능을 빛나게 하는 것은 바로 노력이란다. 재능이라는 선물 상자를 연 사람이 가진 열쇠는 바로 노력인 셈이지.

뛰어난 재능을 가지고 태어나면 남들보다 쉽게 노력하지 않고도 돋보일 수 있을 것 같은데, 뛰어난 재능을 돋보인 사람들은 사실 자신의 꿈을 위해 재능에 노력을 보태고 마음을 더한 거구나.

아가야, 엄마도 꿈이 있었지.

그런데 지금의 꿈은 우리 아기에게 지혜로운 엄마가 되는 거야.

엄마 되는 법을 배운 적은 없지만 엄마에게 재능을 선물해준다면 우리 아기와 편안하고 행복한 삶을 나눌 수 있는 재능을 선물 받고 싶구나.

그 재능에 노력을 보태고 마음을 더할게.
엄마를 응원해줄 거지?

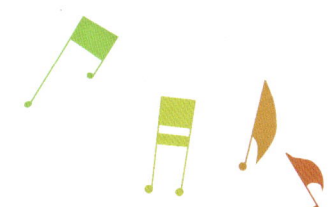

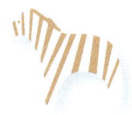

좌뇌성장 수학태교

어떤 선물 상자를 열게 될까?

수학은 수학에 재능이 있는 많은 수학자들에 의해 연구되면서 더욱 전문적으로 발전했습니다. 수학이라는 분야에 업적을 남긴 수학자들을 보면 재능뿐만 아니라 피나는 노력이 담긴 연구로 세상을 빛나게 했지요. 수학은 우리 생활과 밀접한 관련이 있을 뿐 아니라 다양한 분야의 기초가 되는 학문이기도 합니다. 아기에게 재능을 더욱 빛나게 했던 수학자들의 이야기를 나누며 수학에 좀 더 흥미 있는 자극을 주세요. 수학태교는 다양한 수학 이야기를 통해 아기의 수학적인 감각을 자극하고 그 감각을 키워 재능으로 발전시킬 수 있는 첫 단추이기도 합니다.

아가야, 세상에는 엄마가 아는 것보다 더 다양한 일을 하는 사람들이 많단다.

하지만 어떤 사람은 일을 하며 행복해하고
어떤 사람은 일을 하며 불행해하지.
어떤 사람은 어렸을 때부터 재능의 선물을 열어 그 길을 가기도 하고
어떤 사람은 늙을 때까지 재능을 모르고도 살지.
그들 중에 각 분야에서 뛰어난 업적을 남긴 인물들 중에는
어려서부터 재능을 보이고 그 재능을 노력이라는 열쇠로
갈고 닦은 사람들이 많아.
어려서 재능을 보인 수학자의 이야기를 들어보래?
지금까지도 계산의 천재라고 불리는 수학자란다.
한 소년이 생각해낸 계산법은 아직까지도
유용하게 사용되는 법칙이 되었어.

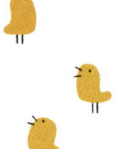

계산의 천재, 가우스

어릴 때 계산을 빠르게 하는 재능으로 세상 사람들을 깜짝 놀라게 한 계산의 천재가 있단다. 그는 말을 배우기 전부터 계산을 할 정도의 수학 천재로 불리기도 했어.

18세기 독일의 초등학교 교실에서 일어난 일이야. 선생님은 잠시 교실을 비워야 하는 일이 있었지. 교실을 비우는 동안 아이들을 조용히 시키기 위해 문제를 내주었단다.

"얘들아, 선생님이 돌아올 때까지 1부터 100까지 더해놓도록 해요. 알았지요?"

선생님은 덧셈을 아무리 빨리해도 20분은 걸릴 거라고 생각했어. 그런데 서류를 챙겨 교실을 막 나서려는 순간, 한 학생이 손을 번쩍 드는 거야.

"선생님, 계산 다했는데요."

선생님은 아이가 장난을 치거나 엉망으로 계산을 해놓았을 거라고 생각했어. 그런데 아이가 풀어놓은 답이 맞는 거야. 아이는 어떻게 그 짧은 시간에 1부터 100까지의 수를 모두 더할 수 있었을까?

"1부터 100까지 순서대로 더하는 건 재미가 없잖아요. 좀 더 빠르게 계산하는 방법을 생각해봤어요."

$$1 + 2 + 3 + 4 + 5 + \cdots + 50$$
$$+ 100 + 99 + 98 + 97 + 96 + \cdots + 51$$
$$101 + 101 + 101 + 101 + 101 + \cdots + 101$$

아이가 계산한 방법은 놀라웠어.

1과 100, 2와 99, 3과 98…, 이런 식으로 짝을 맞춰 계산해보니 1부터 100까지 일일이 더하지 않아도 101이 50개인 거야. 101 곱하기 50은 5050

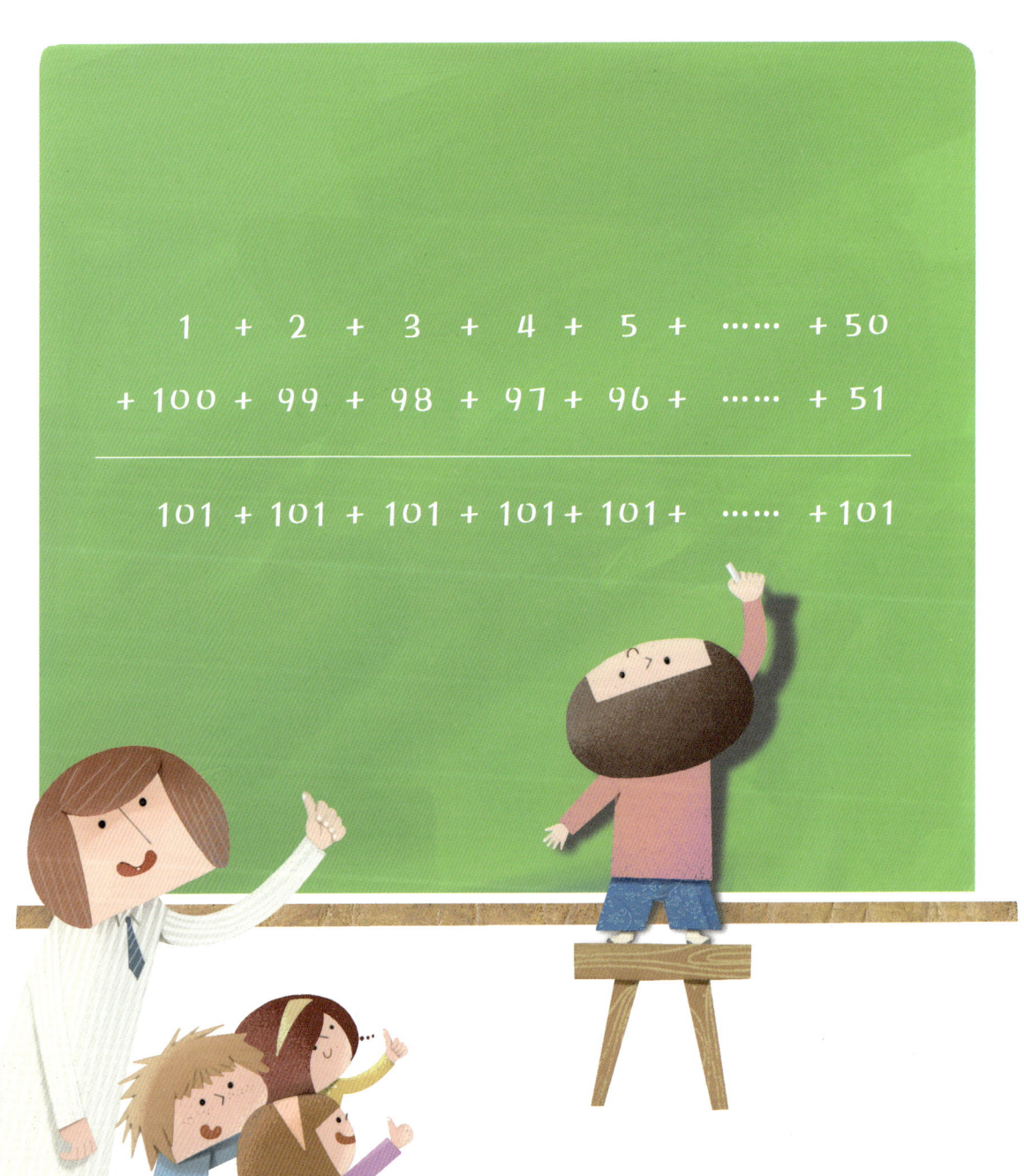

이었던 거지. 이렇게 계산을 하니 1부터 100까지 더하는데 1분도 걸리지 않았던 거야.

이 아이가 훗날 계산의 천재라 불리는 수학자 가우스란다. 가우스는 19세기 가장 위대한 수학자 중 한 명으로 꼽히는 사람이야. 하지만 그의 어릴 적 뛰어난 수학적 재능이 알려진 것은 그가 자신의 재능으로 꾸준히 연구하고 고민하며 수많은 수학적인 업적을 많이 남긴 후였단다.

가우스의 계산법이 재미있고 신기하지? 그러고 보면 세상은 주어진 대로 생각하는 것보다 다양하게 생각하고 고민하면서 좀 더 발전해나가면 더 재미있는 일이 생기는 듯해.

아가야, 세상을 호기심에 찬 눈으로 보렴.
세상의 기준이나 잣대가 아니라 너만의 눈으로 보렴.
너의 눈에는 네게만 있는 특별하고 독특한 세상이 있단다.
그것이 너만이 가진 재능이 될 거야.

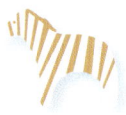

오감자극 후각태교
행복에도 향기가 있다면

후각은 엄마의 뱃속에서 가장 완벽하게 발달하는 감각이에요. 엄마의 뱃속 환경이 제한적이므로 다양한 냄새를 맡을 수 없지만 태아의 후각은 단순히 냄새를 맡는 것에 국한되지 않아요. 태아의 후각은 발달과 동시에 그 냄새와 느낌을 기억하는 두뇌 자극과 함께 이루어져요. 이것이 후각태교가 중요한 이유예요. 임신 6개월에는 냄새를 뇌로 전달할 수 있는 단계에 이르지요. 뱃속 아기가 맡은 엄마의 냄새뿐 아니라 엄마가 맡은 냄새를 아기가 감정으로 느끼는 때이므로 엄마가 좋아하는 향기, 음식, 차 등을 즐기는 것도 좋아요. 좋은 냄새를 맡으며 마음의 안정을 느끼는 것이 곧 아기의 행복입니다.

오감 발달 정보
후각 : 후각이 거의 다 발달하여 냄새를 감지할 수 있어요. 엄마가 맡은 냄새는 태아도 함께 맡아요.
청각 : 소리 전달 기관인 달팽이관이 완성되어 모든 소리를 듣고 구별할 수 있어요.
시각 : 빛과 색을 구분하는 간상세포와 원추세포가 형성돼요.

우리 아기가 맡은 세상의 첫 냄새는 엄마 냄새겠지.

엄마 냄새는 어떠니? 포근하고 달콤했으면 좋겠구나.
사람들은 좋은 향기가 나는 사람에게 끌리기 마련이거든.
세상의 좋은 냄새를 향수로 만드는 재능이 있다면
엄마는 이 햇빛 냄새, 바람 냄새를 담아놓고 싶구나.
세상에는 이렇게 은은한 향기가 나는 매력적인 것들이 많다는 것을
너와 함께 느끼고 싶구나.
우리 아기도 은은한 향기를 품고 자라고 있겠지.
행복에도 향기가 있다면 아마 지금 이 순간, 이 향기이겠지.

행복한 시간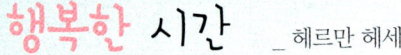

딸기가 정원에서 빨갛게 불타고 있다.
달콤하고 부드러운 이 향기
나는 이 신선한 정원으로 돌아오실
어머니를 기다려야만 할 것 같다.

마치 소년이라도 된 것처럼
내가 방치하고 놓쳐버리고
지고 잃어버린 것들이
정원의 평화 속에는 아직도
풍요로운 세계로 내 앞에 펼쳐져 있으니
모든 것이 나의 것이다.

나는 무심히 멈춰 서서
단 한 걸음도 발걸음을 내딛지 않는다.
이 향기와 행복한 시간이
모두 날아가버리지 않도록.

계절 냄새, 킁킁킁 _창작 동시

햇살이 반짝반짝, 봄바람이 살랑살랑
겨울잠 자는 곰을 깨우는 건
코끝을 간질간질 간지럼 치는 봄 냄새예요.

햇빛이 쨍쨍, 여름비가 주룩주룩
참방참방 물놀이를 하고 싶은 건
물빛 받은 여름 냄새예요.

햇살이 드높이, 바람이 솔솔
곡식과 과일이 포동포동 살찌고
고운 단풍 물들이는 건 가을 냄새예요.

하얀 눈이 펑펑, 바람이 쌩쌩
온 세상을 하얗게 덮고
하얀 빛 품은 건 겨울 냄새예요.

☀ 아가야, 계절마다 느껴지는 향기가 다르고 사람마다 느껴지는 향기가 다르듯
우리 아기가 은은하게 풍기는 세상의 향기를 가슴으로 느끼길 바란단다.
그 향기가 세상을 긍정적으로, 행복의 눈으로 보게 할 거야.

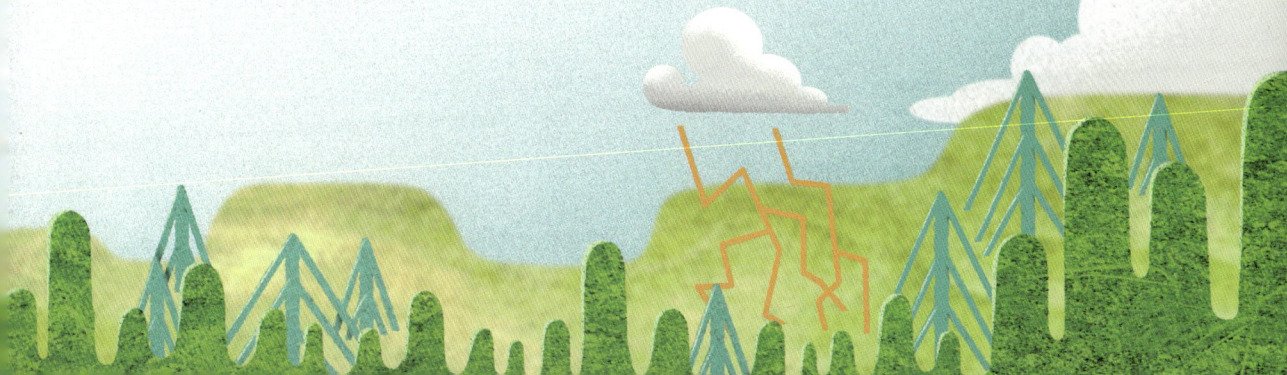

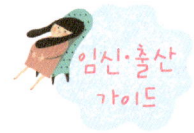

임신 중기, 생활 규칙을 챙겨요

임신 중기가 되면 임신 안정기에 접어든다. 유산에 대한 불안도 적어지고 몸의 상태도 안정적이어서 조금 여유가 있는 기간이다. 하지만 균형 잡힌 식습관과 올바른 생활 습관은 꾸준히 유지해야 한다. 임신 기간 40주 동안 중요하지 않은 때가 없기 때문이다.

먹는 것, 이렇게 챙겨요!

❶ 한 번에 과식 금지

입덧이 잦아들면서 식욕이 왕성해진다. 하지만 자궁이 커지면서 위와 장을 눌러 소화 기능이 약해진 상태다. 한 번에 많은 양의 음식을 섭취하면 소화가 잘 안 되고 급체하는 경우가 많으니 주의해야 한다. 식욕을 억제할 수 없을 때는 접시에 음식을 덜어 먹는 것도 방법이며 여러 번 씹어 천천히 먹는다. 하루에 조금씩 나눠 식사하는 것도 좋다.

❷ 살찌는 것은 애초에 조심하기

임신부의 체중이 갑자기 늘면 합병증의 위험이 있다. 또한 임신 중기에는 아기의 성장도 빨라져 살찌는 음식을 다량 섭취하면 태아 비만이 되기도 한다. 동물성 지방이나 인스턴트, 패스트푸드, 외식은 자제하자. 건강한 밥상은 아기와 임신부의 건강을 지키는 비결이다.

생활 습관, 이렇게 챙겨요!

❶ 몸을 청결히 하기

임신 중기가 되면 질 분비물이 늘고 땀을 많이 흘리므로 몸의 청결에 항상 신경을 쓰자. 사우나와 같은 뜨거운 곳에 장시간 노출되는 것은 피하며 따뜻한 물로 샤워하여 청결을 유지한다. 너무 뜨거운 물은 혈관이 과도하게 팽창되므로 미지근한 물로 가볍게 한다.

❷ 피부 보습에 신경 쓰기

배가 불러오면서 살이 트고, 가려우며 습진이 생기기도 한다. 호르몬의 변화로 기미나 주근깨, 여드름이 생기기도 한다. 보습에 신경 써 튼살 예방 크림이나 오일을 매일 바르는 것이 좋다. 기름진 음식보다 채소, 과일, 해조류 등을 섭취하는 것도 피부 관리에 도움이 된다.

❸ 규칙적인 생활하기

임신 중기에는 호르몬 작용으로 생활 리듬이 깨지고 낮과 밤이 바뀌면서 불규칙적인 생활을 하는 경우가 많다. 이런 생활은 피로와 스트레스의 원인이 되므로 낮에 틈틈이 몸을 움직여 밤에 숙면을 취할 수 있도록 한다. 규칙적인 생활은 아기의 생활도 바르게 잡아준다.

영양 상태 체크해요!

- **철분제 복용**
  임신 중기부터는 철분제를 복용한다. 철분이 부족하면 빈혈이 생기며 출산 시 과다 출혈에 의한 쇼크가 오기도 한다. 출산 후에는 악성빈혈로 이어지는 경우도 있다. 하루 30mg의 철분을 복용하며 출산 후 3개월까지 꾸준히 먹는다.
- **칼슘 식단 짜기**
  임신 중 아기가 필요로 하는 칼슘은 하루 1000mg이다. 칼슘은 태아의 뼈를 튼튼히 하므로 꾸준히 복용해야 한다. 식단에 신경을 쓴다면 음식으로도 충분한 섭취가 가능하다.
- **섬유질 음식 섭취**
  자궁의 압박으로 변비가 생기기 쉽다. 변비는 음식으로 예방이 가능하므로 섬유질이 풍부한 식단을 짠다. 물을 충분히 마시며 규칙적으로 배변하면 변비 예방에 도움이 된다.

♥ 원하든 원하지 않든 간에
우리는 서로서로 연결되어 있다.
그래서 나 혼자만 따로
행복해지는 것은 생각할 수도 없다.
_ 달라이 라마

month 7

세상에서 가장 소중한 관계

우리가 엄마와 아기로 만난 건
세상에서 가장
소중한 관계라는 거야.

박문일 박사의 임신 7개월 뇌태교 이야기

뇌가 급격히 발달하는 시기입니다. 뇌의 대뇌피질 주름살이 더욱 많아지면서 뇌세포와 뇌세포 사이를 연결해주는 신경회로가 생겨 뇌가 조직화되기 시작합니다. 동시에 좌뇌와 우뇌 사이를 연결하는 신경섬유의 집합체인 뇌량(뇌들보)이 거의 완성됩니다. 만약 이곳이 잘 발육되지 않으면 좌뇌 및 우뇌의 정보가 서로 잘 전달되지 못해 행동하거나 감정을 표현하는 데 장애를 겪게 됩니다. 26주까지는 태아의 눈꺼풀은 주로 닫혀 있습니다. 하지만 엄마 배에 빛을 비추면 심장박동이 변하는 것을 볼 수 있습니다. 의사들은 이런 빛에 대한 반응을 이용하여 자궁 속 태아가 건강한지 확인하기도 합니다.

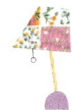

week 25

아기의 성장 혈관이 비칠 정도로 투명했던 피부가 점차 불투명하게 불그스름해져요. 몸은 지방으로 덮이고, 피부에 나 있는 배내털은 모근의 방향을 따라 비스듬하게 자라요.

엄마의 변화 배, 가슴, 엉덩이에 보라색 임신선이 나타나요. 임신이 진행될수록 피부가 늘어나면서 피하지방이 이를 따라가지 못해 모세혈관이 파열되기 때문에 나타나는 것이에요. 임신 중 나타나는 대표 증상으로 출산 후 사라지니 크게 걱정하지 않아도 돼요.

아빠의 태교 6~7개월쯤 생기는 튼살은 막달이 가까워질수록 심해지므로 미리 마사지해주세요. 아내는 배가 많이 나와 힘든 상태이므로 남편의 따뜻한 손길로 마사지하며 태담을 해보세요.

week 26

아기의 성장 폐 속 폐포가 발달하기 시작해 조금씩 호흡을 시작해요. 하지만 아직 폐에 공기가 없어 실제로는 폐로 숨을 쉬지 못해요. 시신경이 발달하기 시작해 빛을 비추면 태아가 머리 방향을 바꾸기도 해요.

엄마의 변화 자궁 근육이 늘어나 아랫배가 따끔거리는 통증을 느껴요. 커진 자궁이 갈비뼈를 위로 밀면서 통증이 생기거나 눈이 빛에 민감해지면서 먼지가 들어간 것처럼 껄끄럽고 건조한 느낌이 들기도 해요.

아빠의 태교 임신 중기가 되면 우울증을 호소하는 임신부가 많아요. 이때 생긴 우울증은 산후까지 발전하기 쉬워요. 남편의 특별한 애정 표현과 세심한 관심이 필요합니다.

week 27

아기의 성장 태아의 눈꺼풀이 완전하게 형성되는 때로 눈동자가 만들어져 눈을 뜨기 시작해요. 하지만 동공은 출생 후 몇 달이 지나야 색깔을 띠게 됩니다. 청각도 임신 7개월에 접어들면서 완전히 발달해 바깥에서 들리는 낯선 소리에 긴장하고 놀라기도 합니다.

엄마의 변화 혈압이 높아지는 시기이지만 크게 걱정하지 않아도 돼요. 갑자기 체중이 늘거나 사물이 흐릿하게 보이고 손발이 자주 붓는다면 임신중독증을 의심해보세요.

아빠의 태교 아내가 유난히 감정 기복이 심해지고 사소한 일에도 예민하다면 그 처방은 남편의 관심과 사랑에 있어요. 대화와 스킨십은 아내의 마음을 안정시킬 뿐 아니라 아기의 태교로도 그만이지요.

week 28

아기의 성장 뇌 조직이 크게 발달하는 시기로 태아의 뇌가 전보다 훨씬 커지고 뇌 세포 수도 증가해요. 뇌세포와 신경순환계가 완벽히 연결되어 활동하기 시작해요. 머리카락이 점점 길어져 초음파로 보이기도 하고 피하지방이 증가해 몸에 살이 오릅니다.

엄마의 변화 팔다리가 자주 붓는데 가벼운 부종은 누구에게나 나타날 수 있으니 신경 쓰지 않아도 돼요. 하지만 종일 부기가 빠지지 않거나 살을 눌렀을 때 제자리로 돌아오는 시간이 오래 걸린다면 임신중독증일 수 있으니 의사와 상의해야 합니다.

아빠의 태교 아내는 다리가 붓고 숨 쉬는 것도 쉽지 않지요. 슈퍼맨처럼 지치지 않는 힘으로 아내의 다리를 주물러주세요. 태교는 아내를 행복하게 하는 것이 최우선입니다.

우뇌성장 감성태교

우리는 이어져 있어

엄마와 아기처럼 특별한 관계가 또 있을까요? 그래서 엄마와 아기는 하늘이 내려준 인연이라고도 합니다. 아기는 엄마와 아빠를 통해 처음으로 관계를 맺고 소통이라는 것을 알게 됩니다. 그래서 엄마, 아빠와의 첫 관계 맺음이 중요한 것이지요. 사랑과 신뢰, 따뜻함이 아기에게 전달되도록 해주세요. 엄마의 마음은 뱃속 아기에게 고스란히 전달되어 두뇌 자극은 물론 세상에 대한, 사람에 대한 아기의 시각을 긍정적으로 만들어줄 것입니다. 밝고 긍정적인 마음으로 태교를 하세요.

아가야, 엄마와 우리 아기는 탯줄로 연결되어 있단다.

엄마가 생각하고 느끼는 소소한 것들을
우리 아기가 공유하고 있다니 신기하기만 하지.
우리 아기가 울음 터트리며 세상에 나온 후에도
엄마와 아기는 투명한 탯줄로 연결되어 있을 거야.
그래서 네가 웃으면 엄마도 웃고
네가 울면 엄마도 울고
소소한 것들을 서로 마주보며 주고받게 되겠지.
그러면서 우리는 서로에 대해 더 소중해지고
서로에 대해 더 잘 알게 될 거야.
서로가 얼마나 소중하게 연결되어 있는지 말이야.

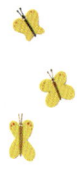

여우와 어린왕자

_ 생텍쥐페리의 《어린왕자》中

"안녕." 여우가 인사했어.

"넌 누구니? 참 예쁘구나." 어린왕자가 말했어.

"난 여우야."

"이리 와 나랑 놀아줘. 난 정말 슬퍼."

"난 너와 함께 놀 수 없어. 나는 길들여지지 않았으니까."

잠시 생각하던 어린왕자가 말했어.

"근데 '길들인다'는 게 뭐지?"

"사람들 사이에서 쉽게 잊힌 어떤 것인데, '관계를 만든다'는 뜻이야."

"관계를 만든다고?" 어린왕자가 다시 물었지.

"물론이지. 넌 나에게 아직은 다른 많은 아이들과 다를 바 없어. 그래서 난 너를 필요로 하지 않아. 또 너도 나를 필요로 하지 않고. 너에게 나는 다른 많은 여우들과 다를 바 없는 여우 한 마리에 지나지 않거든. 그렇지만 만약 네가 날 길들인다면 우리는 서로를 필요로 하게 되는 거야. 너는 나에게 이 세상에서 단 하나뿐인 존재가 되는 거고, 나도 너에게 세상에서 유일한 존재가 되는 거야."

"아, 이제 조금 알 것 같아. 나에게 꽃 한 송이가 있는데 그 꽃이 나를 길들인 걸 거야, 아마…."

여우가 한숨을 내쉬며 말했어.

"내 생활은 단조롭단다. 나는 닭을 쫓고 사람들은 나를 쫓지. 닭들은 모두 똑같고 사람들도 모두 똑같아. 그래서 난 좀 지루해. 그렇지만 만약 네가 나를 길들인다면 내 생활은 밝아질 거야. 그렇게 되면 다른 모든 발소리들과는 다른 발소리를 알게 되겠지. 다른 발소리들은 나를 땅 밑으로 기어들어가게 만들지만 네 발소리는 마치 음악처럼 여겨져서 그걸 들으면 난 뛰어나가게 될 거야. 그리고 저길 좀 봐! 저기 밀밭이 보이지? 난 빵은 안 먹으니까 나에게 밀은 아무 소용도 없어. 밀밭은 내게 아무 생각도 불러일으키지 않아. 그건 정말 서글픈 일이지! 하지만 네가, 황금빛 머리카락을 가진 네가 나를 길들인다면, 그렇게 되다면 정말 근사할 거야. 왜냐하면 역시 황금빛으로 물든 밀밭이 내게 네 추억을 떠올려줄 테니까. 그러면 나는 밀밭 사이를 불어가는 바람 소리도 좋아하게 되겠지. 부탁이야, 나를 길들여줄래?"

"나도 그러고 싶어. 그렇지만 난 시간이 별로 없어. 난 친구를 많이 사귀고 싶고 또 많은 것들을 알고 싶거든." 어린왕자가 말했어.

"무언가를 길들이지 않고서는 그걸 정말로 알 수는 없어. 사람들은 이젠 뭔가를 진정으로 알게 될 시간이 없어졌어. 그들은 이미 다 만들어져 있는 물건을 가게에서 살 뿐이거든. 그런데 친구를 파는 가게는 없으니까 이제 그들은 친구가 없는 거지. 친구를 가지고 싶다면 나를 길들여줘!"

"어떻게 하면 되지?" 어린왕자가 물었어.

"인내심이 있어야 해. 처음에는 내게서 조금 떨어져서 풀밭에 앉는 거야. 나는 너를 흘끔흘끔 곁눈질로 쳐다보지. 넌 아무 말도 하지 마. 말은 오해의 근원이지. 넌 날마다 조금씩 더 가까이 다가앉을 수 있게 될 거야."

다음 날 어린왕자는 다시 여우에게 갔어.

"매일 똑같은 시간에 와주는 게 더 좋아. 이를테면 네가 오후 4시에 온다면 난 3시부터 행복해지기 시작할 거야. 4시가 가까워올수록 나는 점점 더 행복하겠지. 그리고 4시가 다 되었을 때 난 흥분해서 가만히 앉아 있지 못할 거야. 아마 행복이 얼마나 값진 것인가 알게 되겠지! 그렇지만 네가 아무 때나 온다면 나는 몇 시에 맞추어 내 마음을 준비해야 하는지 모르잖아…. 어떤 준비 의식 같은 것이 필요하거든."

"의식이라는 게 뭐야?"

"그것은 역시 너무 쉽게 잊히는 어떤 것이지. 의식이란 어느 하루를 다른 날들과는 다른 특별한 날로 만들어주고 어떤 한 시간을 다른 시간들과는 다르게 만들어주는 거야."

어린왕자는 여우의 말대로 여우를 길들였어. 그리고 시간이 흘러 어린왕자가 떠나려 하자 여우가 말했어.

"아! 난 울고 싶어."

"그거 봐. 길들인다는 게 뭐가 좋니?"

"좋은 게 있지. 그 장미꽃들을 다시 가서 봐. 그러면 네가 두고 온 꽃이 세상에서 하나뿐인 장미라는 것을 이해할 수 있을 거야. 그리고 내게 돌아와서 작별 인사를 해줘. 한 가지 비밀을 선물해줄게."

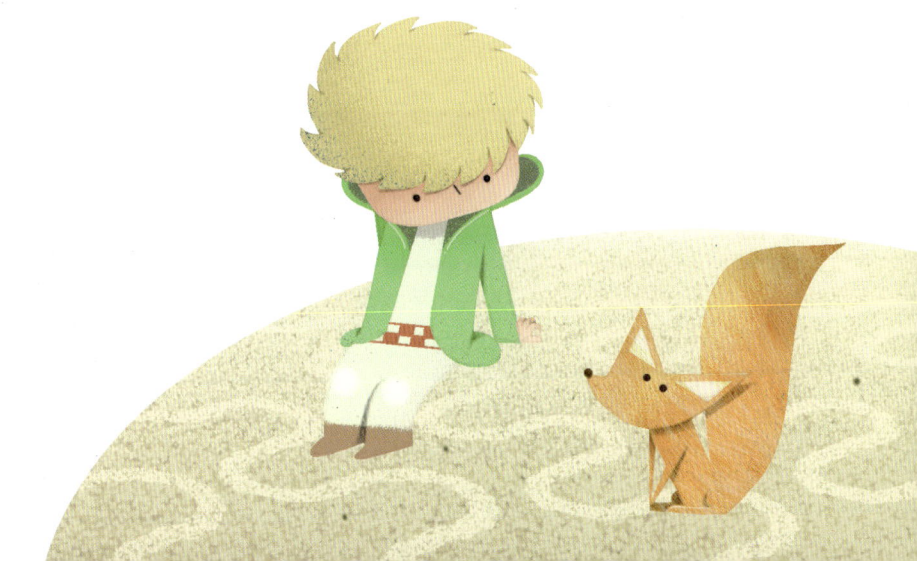

어린왕자는 장미꽃들을 다시 보러 갔어.

"너희들은 내 장미꽃과는 전혀 닮지 않았어. 너희들은 아직 아무 것도 아니거든. 아무도 너희를 길들이지 않았고 너희들 역시 아무도 길들이지 않았어. 너희들은 예전의 내 여우와 같아. 처음에는 그 여우도 수많은 다른 여우들과 다를 게 없었지. 하지만 내가 그를 친구로 만들었기 때문에 이젠 세상에서 하나밖에 없는 여우가 된 거야."

어린왕자는 계속 말했어.

"물론 내 꽃도 지나가는 사람이 본다면 너희들과 똑같다고 생각하겠지. 그렇지만 그 꽃은 너희들 전부보다도 더 소중해. 내가 그 꽃에 물을 뿌려주었기 때문이야. 또 내가 유리 덮개를 씌워주었기 때문이야. 내가 바람막이로 보호해주었기 때문이야. 나비를 위해 두세 마리 남겨 놓고는 그 꽃의 벌레를 내가 다 잡아주었기 때문이야. 그 꽃이 불평을 하거나 자랑을 늘어놓는 것을, 또 때로 말없이 침묵을 지키는 것을 내가 귀 기울여 들어주었기 때문이야. 그리고 그 꽃은 내 꽃이기 때문이야."

그리고 그는 여우에게로 돌아갔어.

"잘 있어…." 어린왕자가 말했어.

"잘 가. 참, 내 비밀을 말해줄게. 아주 간단한 건데…. 그건 마음으로 보아야 잘 보인다는 거야. 가장 중요한 것은 눈에 보이지 않는 법이야."

어린왕자는 잘 기억해두려는 듯 되뇌어보았다.

"가장 중요한 것은 눈에 보이지 않는다….."

"네 장미를 그토록 소중하게 만든 건 네가 그 꽃에게 바친 시간들이야."

"내가 그에게 바친 시간들이다…."

"사람들은 그 진리를 잊어버린 거야. 그렇지만 넌 잊어선 안 돼. 네가 길들인 것에 대해 넌 언제까지나 책임이 있는 거니까. 너는 네 장미에 대해 책임이 있어."

"나는 내 장미에게 책임이 있다…."

결코 잊지 않으려는 듯 어린왕자는 되풀이 했어.

세상의 많은 관계 중, 서로 길들이지 않고 처음부터 소중한 관계는 엄마와 아기뿐일 거야. 귀한 관계인 만큼 시간을 나누고 책임을 가져 더 소중한 관계가 되는 것도 안단다.

지금 엄마의 눈에는 아직 우리 아기가 보이지 않지만 엄마의 마음에는 이미 네가 있단다. 엄마의 마음에는 이미 눈으로 보이지 않는 가장 중요한 것이 자리 잡았단다.

바로 사랑이야.
여우의 말처럼 눈에 보이지 않는 가장 중요한 것을
늘 마음으로 보도록 할게.

우뇌성장 감성태교

행복은 어디에

아기에게 이야기를 건네듯 동화를 읽어주세요. 엄마의 목소리, 아빠의 목소리에 발차기를 한다거나 꿈틀거리는 등의 반응을 하는 새로운 경험을 이 시기에 할 수 있어요. 이런 반응은 아기가 좋은 기분이라는 표현이기도 합니다. 물론 반응이 없는 아기도 있으니 걱정하지 마세요. 어떤 아기들은 조용히 아빠, 엄마의 목소리를 듣고 있기도 하니까요. 아기에게 끊임없이 말을 걸고 교감을 나누도록 하세요. 더 강하게 서로의 존재를 느낄 수 있답니다. 태교 동화를 읽어주는 동안 배를 쓰다듬거나 토닥거리면 아기는 그 신호를 알아차리게 돼요. 피아노를 치듯 손가락으로 두드리거나 아빠가 배를 감싸주는 등 자극을 주면 아기는 엄마 뱃속에서 더 귀 기울여 이야기를 듣지요. 단순하게 책을 읽어주는 것보다 감정을 담아 다양한 억양을 사용하면 아기에게 더 잘 전달된답니다.

아가야, 엄마 뱃속에 혼자 있는 것이 가끔 심심하지 않니?

함께 놀 친구를 만나고 싶지 않니?
우리 아기가 세상에 태어나면 많은 사람들과 관계를 맺고
소중한 인연들을 만들어가겠지.
아빠와 엄마만 해도 그렇단다.
아빠와 엄마는 서로 특별할 것 없는 관계였단다.
어느 날 어른이 되어서야 서로의 인생에 소중한 관계가 되었지.
우리 아기의 삶에도 점점 소중한 사람들이 하나둘 늘어갈 거야.
그들과 소통하며 더불어 행복한 삶이 무엇인지 알아가겠지.

돈보다 귀한 것!

_ 창작 동화 , 강희나 作

    옛날 가난하지만 이웃과 나누는 것을 좋아하는 농부가 살았어. 농부에게는 아들이 하나 있었단다. 농부는 열심히 일했지만 가끔은 배를 곯아야 했고 짚신 살 돈이 없어 맨발로 다녀야 했어. 하지만 농부의 집 마당에는 늘 사람들로 북적거렸어. 일을 마친 동네 사람들이 자주 농부네로 모여들어 함께 웃고 먹을 것을 나누었거든.

    "아버지는 뭐가 좋다고 저렇게 사람들만 만나면 허허허 웃기만 하신담."

    아들은 가난한 아버지가 싫었어. 아들은 가난하면서도 이웃들과 먹을 것을 나눠 먹고 일을 도와주는 아버지가 싫었지.

농부의 아들이 자라고 농부는 세상을 떠나고 말았어. 아들은 하루 종일 일을 하고 저녁이 되면 번 돈을 세는 것을 유일한 낙으로 삼았어. 낮에는 일을 하느라 사람들을 만날 시간이 없었고 밤이면 돈을 세느라 사람들을 만날 시간이 없었지. 농부의 집에는 이제 찾아오는 사람이 없었어.

아들과 함께 자란 친구들도 한 명, 두 명, 그의 집에 발길을 끊었어.

"사람이 뭐가 중요하담. 돈만 있으면 세상에서 가장 행복한 사람이 될 수 있는데!"

큰 부자가 된 아들은 이제 도둑이 들까 봐 산책도 갈 수 없었어. 하루 종일 방에 앉아 돈을 지키느라 잠도 제대로 잘 수 없었지. 방 안 가득 돈이 차곡차곡 쌓였는데 이상하게 아들은 외로운 거야. 번쩍번쩍 금덩이를 깔고 앉는데 이상하게 웃음이 나지 않는 거야.

돈만 있으면 행복할 줄 알았던 아들은 이상했지. 그때 가난했던 아버지가 떠올랐어. 사람들에 둘러싸여 늘 허허허 웃으며 행복해하던 아버지의 얼굴이 말이야.

'아버지는 가난한데도 뭐가 그리 행복했던 걸까?'

아들은 깔고 앉았던 돈 방석에서 내려와 앉았어. 그러곤 잠시 생각에 잠겼지.

아들은 다음 날 동네잔치를 열었어. 마당에서 맛있는 음식 냄새가 피어오르자 동네 사람들이 하나둘씩 모여들었어. 아들의 마당에는 금세 사람들로

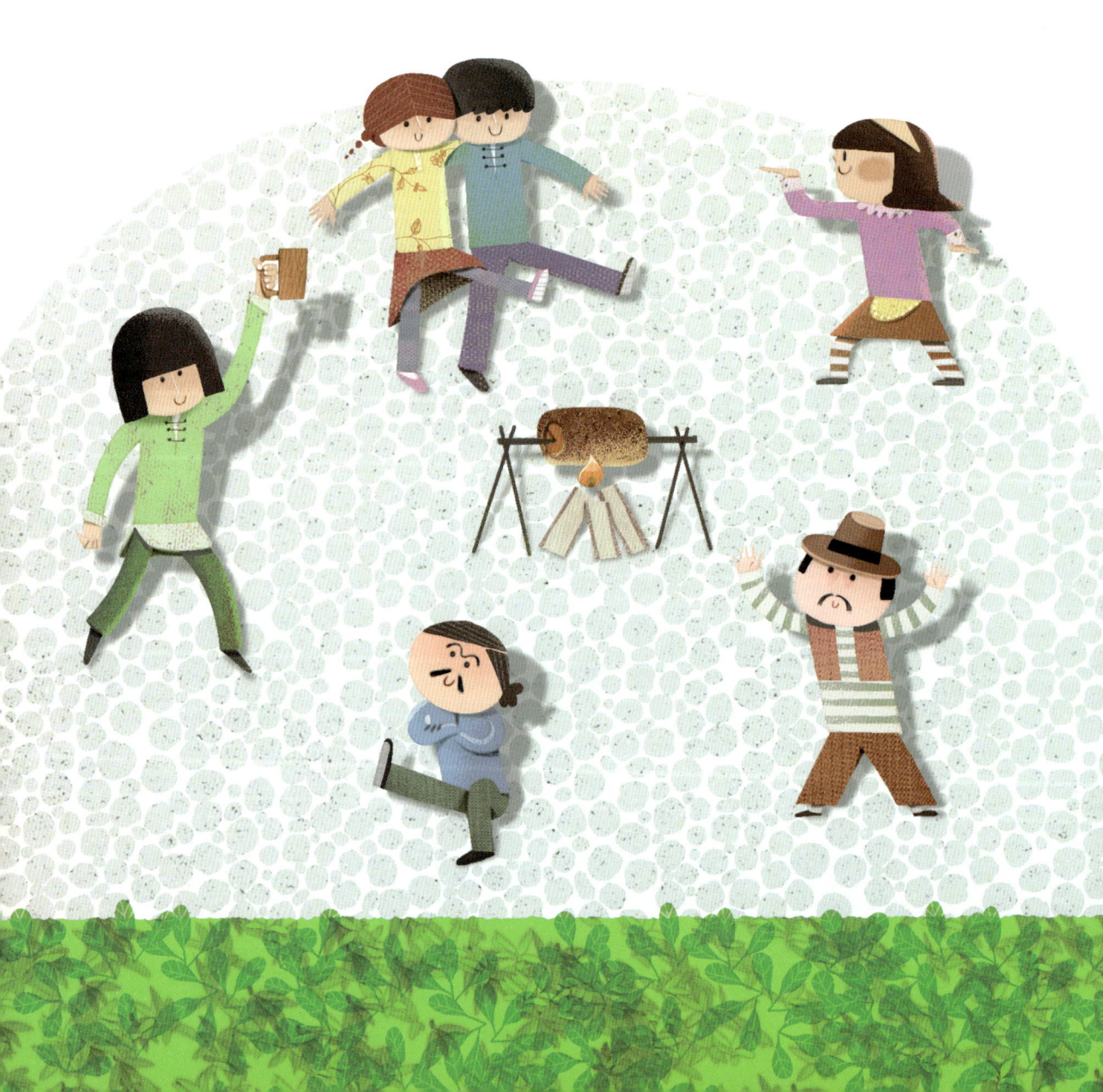

북적거렸어.

 아버지가 살아계실 때처럼 아들의 집에는 웃음꽃이 피어났지. 그리고 어느새 아들도 웃고 있었단다. 아버지처럼 말이야.

 아가야, 사람들과 더불어 사는 것, 그 속에 더 큰 행복이 있다고 말했지.

 엄마는 우리 아기가 그 행복을 찾길 기도한단다.

사람들과 웃음을 나누고 사람들과 슬픔을 나누고
그렇게 등 비비고 기대어 있는 삶에서
외롭지 않고 행복하도록 기도한단다.

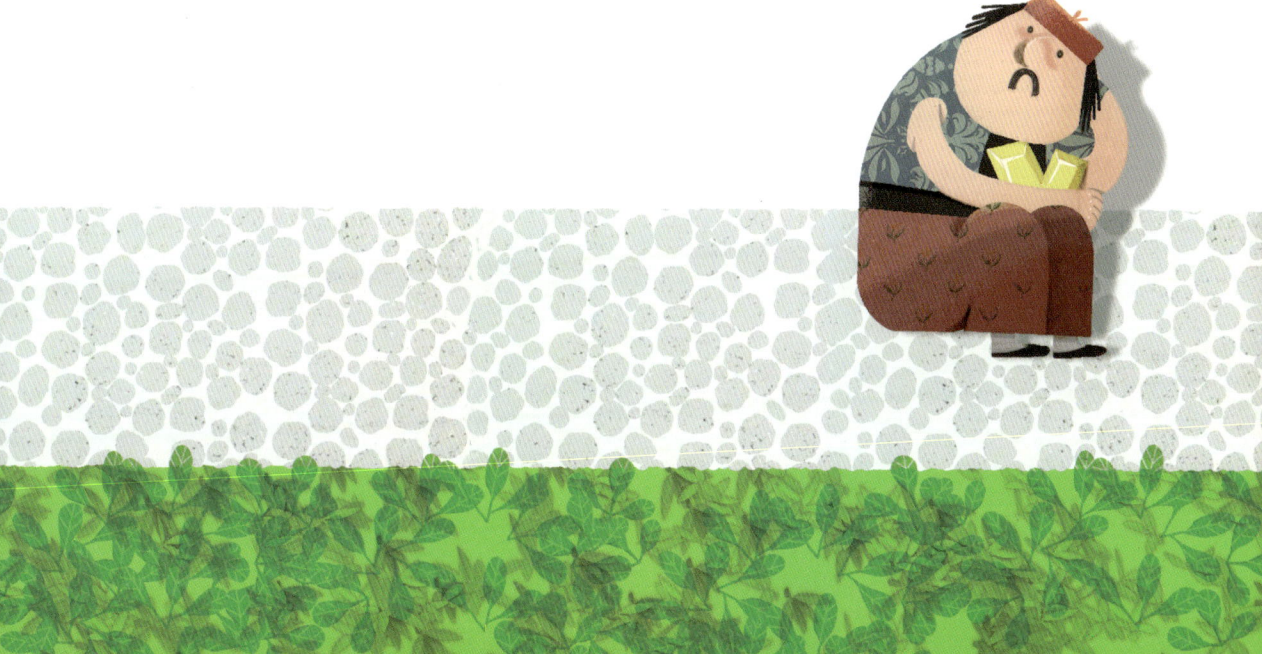

좌뇌성장 수학태교
하나, 둘, 숫자를 세어보자

임신 안정기에 접어든 지금, 뱃속 아기는 끝없이 엄마의 목소리를 듣고 싶어 합니다. 엄마의 컨디션도 가장 좋을 때이니 긍정적인 마음으로 다양한 분야의 태교가 가능하지요. 수학이라는 분야는 우리가 알고 있는 것보다 다양한 이야기보따리를 가지고 있어요. 딱딱한 학문만은 아닌 것이지요. 수학자 이야기, 수학에 얽힌 에피소드, 수학과 우리 생활 등 재미있는 이야기들이 무궁무진합니다. 수학을 이야기로 접하도록 해주세요. 엄마의 뱃속에서부터 수학을 접하는 방법은 호기심 가득, 수학적 감각을 깨우는 것에서 시작합니다.

아가야, 엄마는 아빠를 만나고 둘이 되니 더 행복해졌단다.

너를 만나고 셋이 되니 더 행복했지. 넷이 되고 다섯이 되고….
따뜻한 관계가 많아질수록 더 행복진다는 걸 알게 되었지.
오늘 엄마는 제인 구달에 대한 이야기를 읽었어.
침팬지와 우정을 나눈 동물학자이자 생명 운동가야.
제인 구달의 이야기를 읽으며 관계란 꼭 사람이 아니어도
서로 마음의 깊이를 알게 되면 우정을 나눌 수 있구나 생각했단다.
어떻게 동물과 소통할 수 있냐고?
우리가 생각하는 것보다 동물들은 아주 똑똑하단다.
또 그 맑은 눈을 보면 소중해지기도 하지.
동물들이 얼마나 똑똑한지 엄마가 재미있는 이야기 하나 들려줄까?
학자들의 재미있는 실험 이야기를 해줄게.

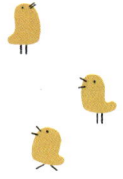

동물도
수를 알까?

쥐와 개, 말과 같은 동물들이 수를 알까? 새들은 어떨까? 사람과 가장 비슷한 모습을 가졌고 머리도 영리하다는 침팬지는 어느 정도의 수까지 이해할까?

옛날 어느 마을에 마을을 다스리는 성주가 살았어. 하루는 성주가 사는 성의 탑 처마 밑에 까마귀가 둥지를 틀기 시작한 거야. 성주는 그 까마귀가 여간 신경이 쓰이는 게 아니었어. 시도 때도 없이 깍깍 울어대기도 하고 심지어 성주의 머리에 똥을 누기도 했거든.

'저 까마귀 녀석을 당장 없애야겠군.'

그런데 까마귀가 어찌나 영리한지 사람이 탑 안으로 들어가 잡으려 하면 성의 정원에 심어놓은 나무로 재빨리 도망쳤다가 사람이 탑 안에서 나오면 다시 둥지로 돌아오는 거야. 성주는 한 가지 꾀를 내었어.

성주는 세 명의 하인을 불렀어. 세 하인은 함께 탑 안으로 들어갔다가 시간 차이를 두고 차례로 두 사람이 나온 후 한 사람이 탑 안에 숨어 있다가 까마귀가 돌아오면 잡도록 했지.

그런데 까마귀는 세 번째 사람이 나올 때까지 기다렸다가 둥지로 돌아오는 거야. 화가 난 성주는 이번에는 네 명이 탑 안으로 들어가도록 했어. 그런 후 시간 차이를 두고 차례로 세 명이 나오고 한 명이 탑 안에 숨어 있도록 했지. 그런데도 까마귀는 네 번째 사람이 나올 때까지 꿈쩍도 하지 않았어.

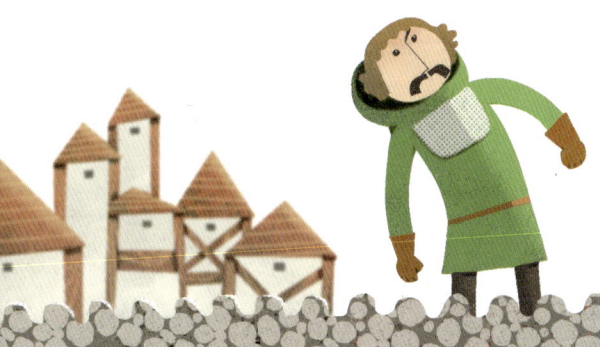

일이 이쯤 되자 성주는 꼭 까마귀를 잡아야겠다고 생각했어. 그래서 이번에는 다섯 사람을 탑 안으로 들어가도록 했지. 탑 안에 들어간 사람 중에 네 사람이 시간 차이를 두고 차례대로 탑에서 나왔어.

그러자 까마귀가 둥지로 돌아왔단다. 결국 까마귀는 탑에 남아 있던 다섯 번째 사람에게 잡히고 말았어. 이 이야기가 사실이라면 까마귀는 1에서 4까지의 수를 구별할 줄 아는 셈이 돼. 하지만 이건 이야기에 불과하단다.

많은 심리학 교수들도 동물들이 수를 알고 있는지, 알고 있다면 얼마까지 구별할 수 있는지 궁금해했어. 그래서 다양한 실험을 통해 동물들의 수 능력을 알아냈단다. 과연 동물들은 수를 얼마까지 알 수 있을까?

실험 결과 까마귀, 비둘기, 닭, 앵무새 같은 조류는 2와 1, 3과 1, 3과 2, 4와 1, 4와 2, 4와 3 정도의 구별이 가능하대. 물론 사람처럼 2와 1을 구분하고 셀 수 있거나 셈할 수 있는 능력을 말하는 것은 아니야. 단순히 2와 1 같이 확실히 눈에 띄는 개수를 구별할 수 있는 정도였던 거지.

또 쥐, 개, 말 같은 동물들은 1에서 3까지의 수를 구별하고 반응했다고 해. 그럼 사람과 비슷한 행동을 하고 동물 중에서 머리가 똑똑하기로 유명한 침팬지는 어땠는지 궁금하지? 제인 구달이 우정을 나눈 침팬지 말이야. 침팬지는 1에서 3까지의 수를 이해할 수 있다고 해.

아가야, 우리 아기가 태어나면 엄마와 함께 손가락 접어가며 수를 세어보자꾸나. 하나, 둘, 셋, 넷, 다섯… 재미있는 숫자 놀이를 해보자꾸나.

침팬지와 함께해보아도 재미있을 텐데. 침팬지와 친구가 되어서 말이야. 아마 그렇게 되면 너와 그 침팬지는 특별한 관계가 될 거야.

세상에는 귀하지 않은 것이 없어. 동물도 그 존재만으로 생명의 소중함을 가지고 있다는 것을 알았으면 하는구나.

우리 아기가 자라 세상 사람들과의 뜨거운 관계뿐 아니라 사람을 사랑하고 동물을 사랑하고 지구를 사랑하는 괜찮은 사람이 되었으면 해.

나와 다른 존재도 존중하고 아끼며
관계를 맺을 수 있는 멋진 아이였으면 좋겠구나.

오감자극 촉각태교
온몸으로 느껴보렴

아기는 자신의 피부에 직접 닿는 양수의 촉각뿐만 아니라 엄마가 느끼는 촉각을 간접적으로 공유하고 있어요. 태동이 활발해지는 것도 피부 감각과 관련이 있지요. 태동은 양수의 흔들림, 배를 쓰다듬는 등의 외부 자극에 대한 '기분 좋음'의 신호이기도 하니까요. 태동이 활발해질수록 아기의 두뇌도 그만큼 활발하게 발달하고 있는 것이에요. 사랑받는다는 느낌을 주는 강력함은 촉각을 통해 잘 전달되지요. 그런 의미에서 촉각태교는 가장 강력한 효과를 가진 태교법이라 할 수 있어요. 남편과 자주 손을 잡고, 안아주고, 보듬어주세요. 사람과 사람의 스킨십만큼 따뜻한 촉각은 없답니다.

오감 발달 정보
미각 : 양수를 마셨다 뱉었다 하며 맛을 느끼지요. 이때에는 쓴맛과 단맛을 구분할 수 있을 정도로 미각이 발달해요.
시각 : 뇌가 시각에 반응하는 시기예요. 눈꺼풀이 떠졌다 감겼다 하는 것은 이런 반응이에요.

아가야, 말하지 않아도 느껴진단다.
보이지 않아도 느껴진단다.

서로 눈을 마주 보고 서로 살을 맞대고 서로 손을 잡으면
가슴까지 전해지는 보드라움이, 따뜻함이 말해준단다.
"사랑해요."
아빠의 어떤 말보다 더 강한 말, 아빠가 포근히 안아주며
마음으로 속삭인단다.
"오늘 하루 우리 아기랑 잘 있었어?"
그러면 엄마는 아빠 품에 아기처럼 안겨 끄덕이지.
그저 몸에 느껴지는 감촉대로 그저 몸에 느껴지는 느낌대로
그것이 그냥 사랑이란 걸….
보고, 듣고, 말하는 것보다 더 강한 것은 피부로 느껴지는 촉감인 듯해.
피부에 닿는 느낌만으로 무엇을 말하는지 금방 알 수 있거든.

눈을 감아봐! _창작 동시

눈을 감아봐.
그리고 손을 펴봐.
손바닥에 올라앉은
따뜻한 햇살이 느껴지니?

눈을 감아봐.
그리고 팔을 흔들어봐.
팔에 날개를 달듯
펄럭이는 바람이 느껴지니?

눈을 감아봐.
그리고 콩콩콩 뛰어봐.
발가락을 간질간질,
흙의 감촉이 느껴지니?

이제 눈을 뜨고
햇빛을 느껴보렴,
바람을 느껴보렴,
흙을 느껴보렴.
네가 행복한 시간으로 채울 세상이란다.

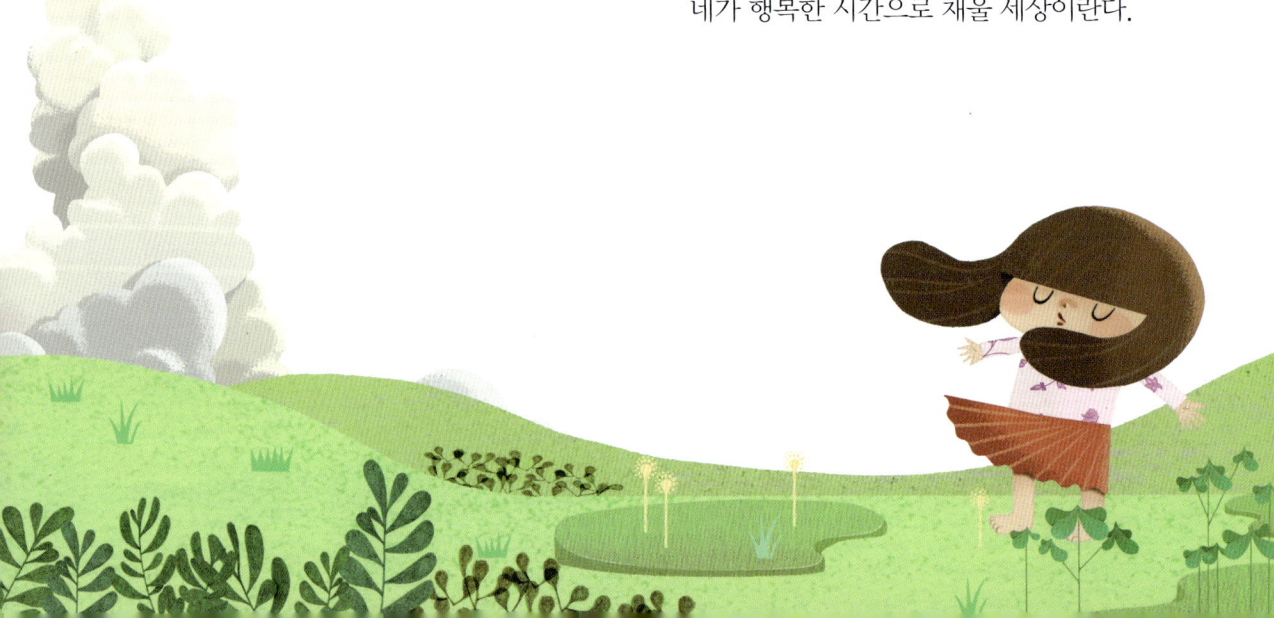

엄마 뱃속 _창작 동시

통통 통통 엄마 뱃속은 우주 같아요.
작은 내 볼에 살포시 닿으면
우주가 따뜻하게 속삭여요.
즐거운 여행이 될 거라고.

"기쁨의 느낌이란다."

미끌미끌 엄마 뱃속은 놀이터 같아요.
발가락도 미끌, 배도 미끌
미끄럽게 끈끈한 것이
나를 포근히 감싸요.

"편안한 느낌이란다."

둥실둥실 엄마 뱃속은 하늘 같아요.
하늘에 떠 있는 구름처럼 살포시
내 살에 와 닿으면 부드럽게 녹아
내 마음에 스며들어요.

"사랑의 느낌이란다."

엄마, 저는 잘 있어요.
손끝으로 발끝으로
엄마를 느끼고 있어요.
엄마도 제가 느껴지지요?

☀ 세상의 많은 것을 느껴보렴. 피부로 느껴지는 감촉보다 더 따뜻한,
더 포근한, 사람의 마음을 느끼며 자라렴. 따뜻한 눈으로 세상을 바라보며,
사람을 보라보며, 행복의 촉감을 온몸으로 느끼렴.
엄마는 요즘 너를 통해 행복의 촉감을 온몸으로, 온 마음으로 느끼고 있단다.

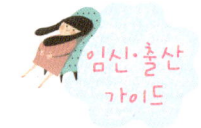

임신부 운동, 건강관리는 필수

운동은 임신 기간 중 건강한 상태를 유지하는 데 필수적이며 순산하는 데도 도움이 된다. 뿐만 아니라 임신 기간 중 합병증의 위험에서도 벗어날 수 있으니 선택이 아닌 필수인 셈이다. 건강한 임신부가 되는 법, 운동태교에 비결이 있다.

임신 중 운동이 왜 필요해요?

❶ 태아에게 산소 공급이 원활해져요
임신 중 운동은 임신부의 혈액순환을 활발하게 해 태아에게 평소보다 많은 양의 산소와 영양이 공급된다. 특히 유산소운동은 체내의 산소량을 증가시켜 태아의 뇌 발달에 좋은 영향을 미친다.

❷ 체중 관리가 쉬워져요
임신부에게 체중 관리는 어느 때보다 중요하다. 규칙적인 운동은 열량이 효율적으로 소비되면서 체중이 급격히 증가하는 것을 막아준다. 이는 합병증 예방에도 효과적이다.

❸ 출산 후 빠른 회복에 좋아요
출산 시 진통 시간은 엄청난 체력을 요구한다. 꾸준한 운동으로 기초체력을 쌓아놓는다면 출산 시 많은 도움이 된다. 뿐만 아니라 출산 후 자궁 수축이 잘 돼 산후 회복이 빠르다. 몸매도 임신 전 상태로 쉽게 되돌아가 산후 비만을 예방할 수 있다.

임신 중 이런 운동이 좋아요

❶ 걷기 운동

꾸준히 하면 골반과 허리 근육이 단련돼 진통 시간을 줄일 수 있으며 심폐 기능도 좋아져 태아에게 충분한 산소를 공급할 수 있으니 일주일에 3~4회, 30분 이내로 꾸준히 하자.

❷ 요가

아기가 완전히 자리 잡은 5개월 이후부터 일주일에 3회, 30~40분 정도 한다. 복부와 골반 근육이 단련돼 순산에 도움되며 자세도 교정되어 임신 중 여러 통증을 예방할 수 있다.

❸ 수영

임신 16주 이후부터 할 것을 권하며 일주일 2~3회, 1회에 30~60분 정도 한다. 수영은 물의 압력을 받아 마사지 효과가 있어 부기가 빠지고 임신 트러블을 줄여주는 운동이다. 다만 과격한 동작이 필요한 접영 등은 피하며 무리하지 않도록 한다.

임신 중 피해야 하는 운동

- **윗몸 일으키기**
  임신 중에는 복근을 이용한 운동은 일단 피하는 것이 좋다. 출산 후 복부 근육이 더디게 회복되는 원인이 되기도 한다.
- **조깅**
  조깅은 온몸에 긴장을 주는 운동이다. 임신 중 커진 가슴이 흔들려 통증이 심해질 수도 있다.
- **등산**
  호르몬의 영향으로 인대가 이완된 상태이다. 등산은 인대에 무리가 가기 쉬우니 피해야 한다. 또한 배가 나오면 균형을 잡기 힘들어 미끄러질 위험성도 있다.

♥　네 삶의 주인은 바로 너란다.
　　더벅더벅 좀 천천히 걷더라도,
　　지금 이 순간, 너를 행복하게 하는 삶을 살렴.
　　인생에서 너무 늦은 때는 없단다.
　　그 길에 언제나 동행이 되어줄게.

month 8

네 삶의 주인은 바로 너란다

자신을
행복하게 하는
삶을 살렴.

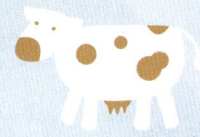

박문일 박사의 임신 8개월 뇌태교 이야기

임신 28주가 지나면 뇌세포 간의 네트워크 구성이 활발해지기 때문에 태아의 감각은 뇌의 어느 한 영역에서 독립적으로 느끼는 것이 아니라 상호 연결된 복합 네트워크로 느낍니다. 이 시기에는 태아도 꿈을 꿉니다. 꿈은 태아의 정신 및 감정 상태를 표현하는데, 주로 눈을 빨리 움직이는 렘(REM)수면 시에 나타납니다. 렘수면 기간은 임신 23주부터 관찰되기 시작하여 30주에는 100% 나타나지만 만삭이 되면 50% 정도로 감소됩니다. 엄마가 꿈을 꿀 때 태아도 비슷한 꿈을 꾸면서 엄마와 비슷한 행동을 하는 것이 관찰되기도 했습니다. 이 시기 태아는 외부 소리 및 엄마 목소리의 강약은 물론 어둡고 환한 것도 구별합니다. 이제 감정을 느끼기 시작하는 것이지요.

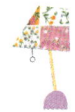

week 29

아기의 성장 눈동자가 완성되어 초점을 맞출 수 있고, 완전히 눈을 떠요. 빛을 볼 수 있어 빛을 비추면 고개를 돌리지요. 배내털은 점차 줄어들어 어깨와 등에 약간 남아요.

엄마의 변화 자궁 수축으로 인해 하루 4~5회 정도 배가 단단해지거나 뭉치는 느낌이 들어요. 이전보다 격렬해진 태동으로 깜짝 놀라기도 하고, 갈비뼈를 차는 통증을 느끼기도 하지요. 원활한 분만을 위해 자궁 입구와 질이 부드러워지고 분비물이 늘어납니다.

아빠의 태교 태아의 뇌 세포가 급속도로 발달하고 있어요. 엄마는 몸이 무거워져 태교도 쉽지 않지요. 아빠가 더 적극적으로 태교에 동참할 때예요.

week 30

아기의 성장 뇌의 크기가 빠르게 성장하면서 자연히 머리 크기도 커져요. 뇌 표면에 주름도 만들어져 아기의 학습 및 운동 능력이 발달해요.

엄마의 변화 자궁이 점점 커지면서 자궁저부의 높이가 배꼽과 명치 중간까지 올라와요. 위와 심장을 압박해 가슴이 갑갑하고 속이 쓰린 느낌이 들지요. 횡격막을 누르면서 숨이 가쁜 증상도 나타나요.

아빠의 태교 학습 발달이 이루어지는 시기예요. 이때 재미있는 학습 놀이를 태교로 해보세요. 글자 카드, 숫자 카드를 매일매일 읽어주면 아기도 기억을 저장하게 됩니다.

week 31

아기의 성장 폐와 소화기관이 거의 완성돼 양수 속에서 폐를 부풀리며 호흡 연습을 하지요. 신체 기관이 대부분 기능을 갖췄기 때문에 조산하더라도 생존할 확률이 높아요.

엄마의 변화 임신 후기에도 요통은 지속되며, 불러온 배와 유방을 지탱하기 위해 몸을 뒤로 젖히면서 어깨 결림이 생겨요. 커진 자궁이 방광을 압박해 자신도 모르게 소변이 새는 요실금이 생기기도 합니다. 치질, 튼살, 정맥류 등 임신 트러블도 더욱 심해져요.

아빠의 태교 즐거움은 가장 큰 태교예요. 아빠가 불러주는 노래로 아기의 뇌를 자극해 보세요. 음악의 리듬은 뇌를 활성화하는 알파파를 만들게 하여 뇌 자극에 효과적이에요.

week 32

아기의 성장 아기가 커가면서 자궁이 좁아 움직임이 줄어들지요. 머리 크기뿐만 아니라 팔다리도 자라면서 신생아의 모습을 완벽하게 갖춰요.

엄마의 변화 엄마의 체중이 급격하게 늘기 시작해요. 아기가 빠르게 성장하고 있다는 증거로, 일주일에 0.5kg 정도 늘어나요. 아기가 꽉 찰 정도로 뱃속이 비좁아져 숨 쉬는 것조차 힘들고 가슴 통증도 심해지지요. 소화도 안 돼 속이 메스껍고 울렁거려요.

아빠의 태교 매일 동네 한 바퀴를 돌며 즐거운 산책에 동행하세요. 걷기 운동은 호흡량을 늘려줘 아기에게 원활한 산소 공급을 함으로써 뇌 발달에도 좋아요.

우뇌성장 감성태교
오직 하나뿐인 삶

임신 후기가 되면 뱃속 아기는 감정이 풍부해져요. 외부의 소리에 귀를 기울이고 엄마가 우울해하거나 큰소리를 내면 금세 불안해하기도 하지요. 아기는 엄마의 뱃속에서 느낀 감정들을 시작으로 인생에 대한 가치관, 삶에 대한 시각을 갖게 되지요. 훌륭한 인성, 똑똑한 두뇌 이상으로 인생의 주인으로서 삶을 사는 것, 그 중요성을 아기와 나눠보세요. 행복하고 경쾌하게 동화를 읽으며 정서적으로 교감하는 것, 그 자체가 바로 아기의 삶을 축복하는 첫 단추가 될 거예요. 누구에게나 처음인 것이 삶이에요. 엄마가 되는 것도 처음이지요. 이렇듯 삶은 늘 새로운 길을 가라 합니다. 그 길이 두렵기보다 기대와 긍정이 넘치도록 많은 이야기를 하며 태교해보세요. 이 시간을 통해 부모 철학을 갖게 될 거예요.

아가야, 엄마 뱃속에서 시작한 일곱 번째 달의 첫 삶은 어떠니?

꼼지락꼼지락 하루가 다르게 자라는 것으로

꼼지락꼼지락 하루를 느끼는 것으로 기분 좋은 엄마와의 여행이 되었니?

세상에 태어나면 또 다른 삶이 우리 아기를 반길 거야.

엄마의 삶도 많이 달라지겠지.

세상의 엄마들이 달라 보이고 세상의 아기들이 예뻐 보이고

우주를 품은 듯 조금은 넓어지고 싶구나.

우리 아기도 우주의 주인공인 듯 네 삶의 주인으로,

네가 원하는 대로 삶을 즐기렴.

네 앞에 펼쳐질 삶을 축복한단다.

네 앞에 펼쳐질 삶을 사랑한단다.

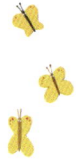

미래에서 온
맞춤 아이

_ 창작 동화, 강희나 作

　아주 먼 미래에서 온 아이가 들려준 이야기야. 그 아이를 만난 건 별들이 총총하게 들어찬 어느 날 밤이었지. 아이가 살던 세계는 상상할 수 없을 정도로 과학이 발달해서 부모가 원하는 대로 아이를 만들 수 있다는구나.

　"어떻게 생긴 아이를 원하십니까?"

　"어떤 성격을 가진 아이로 할까요?"

　"아이가 자라 어떤 일에 재능을 보이고 어떤 직업을 갖길 원하십니까?"

　박사가 물어보는 대로 이야기를 하면 정말 그런 아이를 갖게 해준대. 아이를 갖기 전에 이미 부모가 정해놓은 요소대로 유전자를 조합해 맞춤형 아이를 만드는 거지.

"그래서 넌 어떤 아이로 태어났니?" 엄마는 조심스럽게 물어봤지.

"난 하얀 피부에 검은 머리카락, 지적인 외모를 가진 아이로 태어났어. 성격은 날카롭게 판단하고 냉철하게 생각하도록 정해졌지. 모든 부모들이 원하는 것처럼 공부를 잘해야 하니까. 부모님은 이런 성격이 공부를 잘하는 데 도움이 될 거라고 생각하신 거지. 명석한 두뇌는 물론 모든 학습 능력은 최고로 맞춰졌어. 마음이 약해지는 것은 있을 수 없고 쓸데없는 고민이나 방황은 없어야 했지." 아이는 담담하게 남의 이야기를 하듯 말했어.

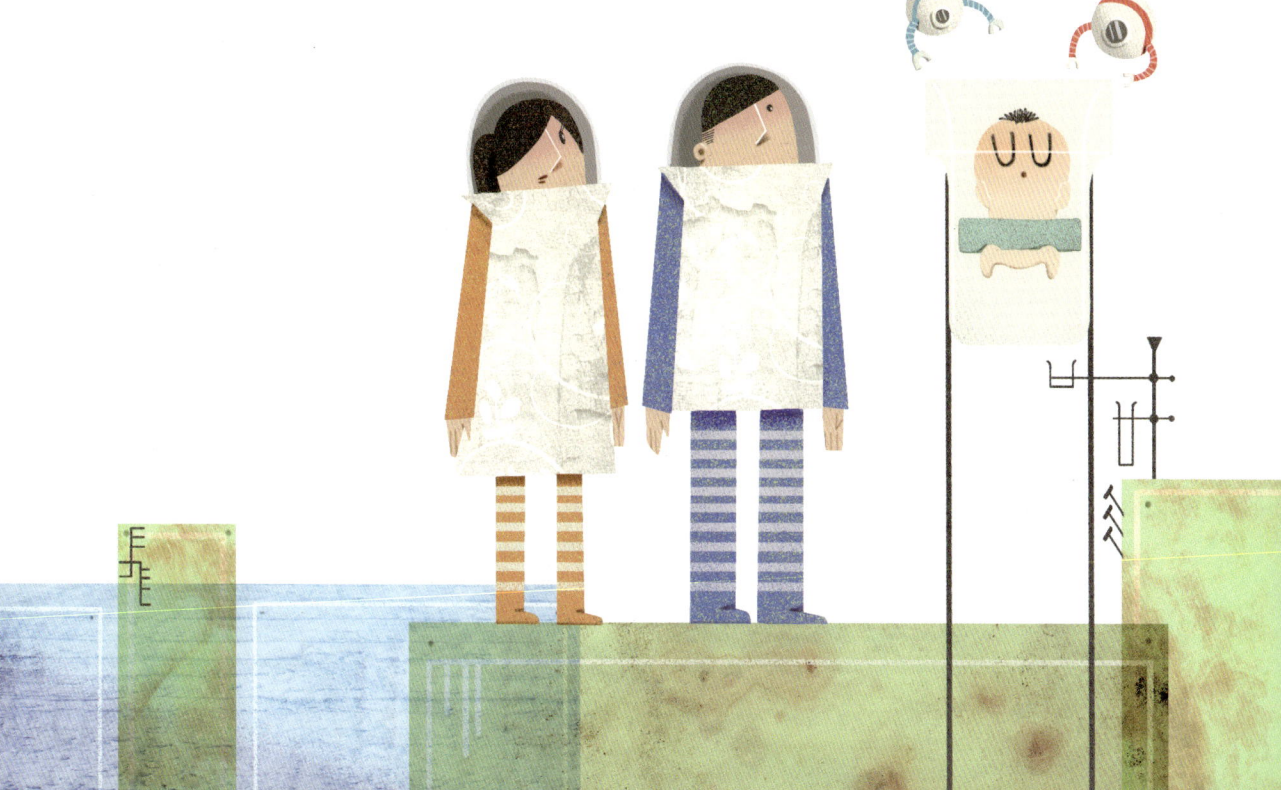

"그래서 부모가 정해준 네 삶이 마음에 들었니?" 나는 다시 물었어.

"나는 이미 부모가 정해준 길을 잘 따르는 아이로 맞춰져 있는걸. 엄마는 이미 내가 태어나기도 전에 나를 만들어놓은 거야. 하지만 아무리 완벽하다고 해도 내 삶을 원하는 대로 선택할 수 없어진 거야. 하고 싶은 것을 마음껏 찾아보고 꿈꾸는 삶, 내가 주인이 되어 사는 삶 말이야. 그러니 그다지 흥미롭지도 그다지 행복할 것도 없는 거야."

"그런데 어떻게 이곳에 왔지?"

"이곳에 온 것은 말이야. 내 삶에서 처음으로 내가 선택한 일이야. 그리고 정말 행복했어."

아이는 행복한 표정으로 밤하늘을 바라보며 말했어.

"원하는 공부를 하고 마음껏 뛰어놀기도 했어. 그리고 친구도 만났어. 물론 처음해보는 것들이 많아 실수투성이였지만 그것조차 즐거웠어."

"실수조차 즐거웠어?" 엄마는 물어보았단다.

"응! 그전에는 하지 못했던 새로운 것들을 많이 해보며 내가 어떤 것을 잘하는지, 무엇을 하고 싶은지 확실히 알게 되었어. 처음엔 이 길을 반대하던 부모님도 행복해하는 내 모습을 보고 이제는 응원해주셔."

자신의 꿈을 이야기하는 아이는 이전과는 다른 표정을 지었단다. 눈빛은 반짝이며 빛나고 있었고 목소리는 상기되어 있었지. 한눈에 봐도 정말 행복해한다는 것을 알 수 있었어. 그러곤 덧붙여 말했단다.

"삶이란 가능성이 열려 있는 행복한 길임을 알게 되었어. 남을 만족시키는 삶이 아니라 나를 만족시키는 삶이 행복이라는 것도. 우리가 다시 만나게 되면 그때 더 많은 이야기를 해줄게. 앞으로 내가 만나게 될 사람과 하게 될 많은 경험들에 대해 말이야. 그때는 너도 네 이야기를 들려줘. 네가 선택한 행복한 길에 대해 말이야."

아이는 해맑은 표정으로 손을 흔들고는 별빛이 빛나는 밤거리로 뚜벅뚜벅 걸어갔단다. 난 그 뒷모습을 보며 그 아이의 아름다운 미래를 응원했어.

아가야. 생각해보니 엄마도 가끔 우리 아기가 어땠으면 좋겠다고 욕심을 가졌던 적이 있구나. 어떤 삶을 살았으면 좋겠고, 어떤 성격이었으면 좋겠고, 무엇을 잘했으면 좋겠는지 말이야. 하지만 그건 우리 아기가 행복한 삶을 살길 바라는 엄마의 바람으로 그칠게.

엄마가 생각한 그대로 네가 살기를 강요하지 않을게.
누구처럼 되지 않고 오직 하나뿐인 네 삶을 살도록 지지할게.
너의 삶의 주인으로 살도록 말이야.

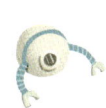
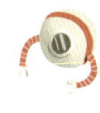

우뇌성장 감성태교
더불어, 행복하게, 오래

어떻게 살 것인지, 삶이 무엇인지 생각하는 게 너무 무겁다고요? 하지만 아기는 이미 엄마의 뱃속에서 삶을 시작했고 이제 곧 세상에 나오면 새로운 삶을 살 겁니다. 삶을 어떤 방향으로 향하게 할 것인지는 어쩌면 우리가 살아가는 동안 가장 중요한 문제인지도 몰라요. 편안한 상태에서 아기에게 다양한 사람들의 삶을 동화나 이야기로 들려주세요. 삶의 본질적인 이야기는 아기의 정서와도 무관하지 않아요. 결코 무겁지 않지요? 태교를 통해 부모의 삶을 시작한 아빠와 엄마에게도 새로운 생각과 방향을 잡는 시간이 될 거예요. 임신 후기에 접어든 8개월, 이제 태교뿐 아니라 아기가 태어난 후 육아와 교육에 대한 부모 철학도 생각할 때입니다. 태교가 바람직한 부모의 첫 단추임을 기억해두세요.

어떤 것이 가치 있는 삶일까?

아가야, 우리 아기가 자신의 삶의 주인으로 살면서
그것과 더불어 좀 더 가치 있는 삶을 선택했으면 좋겠구나.
어떤 사람은 자신만을 위해 살고
어떤 사람은 함께인 삶을 위해 노력하지.
함께인 것의 행복을 알기 때문일 거야.
그것이 결코 나의 삶과 별개가 아니라는 것을 알기 때문일 거야.
더불어 사는 삶이 너의 선택이며 행복이길 바란단다.

나무를 심는 할아버지

_ 탈무드 이야기

한 할아버지가 땀을 흘리며 마당에 나무를 심고 있었어. 흰 수염이 무성한 할아버지는 누가 보아도 꽤 나이가 들어 보였지. 그런데 어린 묘목을 정성껏 심고 흙을 꼭꼭 밟아주는 거야. 나무를 다 심고 나서야 굽은 허리를 펴고 이마에 송글송글 맺힌 땀을 닦아냈어. 그리고 행복한 표정으로 어린 나무를 바라보다 정성스레 물도 주었지.

마침 그 집을 지나가던 청년이 할아버지를 보고 의아한 생각이 들었어. 그래서 가던 길을 멈추고 말을 걸었대.

"할아버지, 힘들지 않으세요? 웬 나무를 그렇게 열심히 심으세요?"

할아버지는 허허허 웃으시더니 행복한 목소리로 청년에게 말했어.

"그야, 이 나무에서 좋은 열매를 거두기 위해서지."

청년은 참 이상한 할아버지도 다 있다고 생각했어. 자기가 보기에는 할아버지는 살날이 얼마 남지 않아 보였거든.

"그 나무에 열매가 맺으려면 세월이 한참 걸릴 텐데요." 젊은이는 할아버지가 답답해 이렇게 말했지.

"그야 당연하지. 한 70년은 걸릴 걸세."

"아니, 그러면 할아버지가 그 열매를 따서 먹기에는 세월이 너무 흘러 힘들지 않을까요?"

이렇게 이야기했는데도 할아버지는 웃으며 말하는 거야.

"그래, 분명 그렇겠지. 하지만 그건 중요한 게 아니네. 내가 태어났을 때

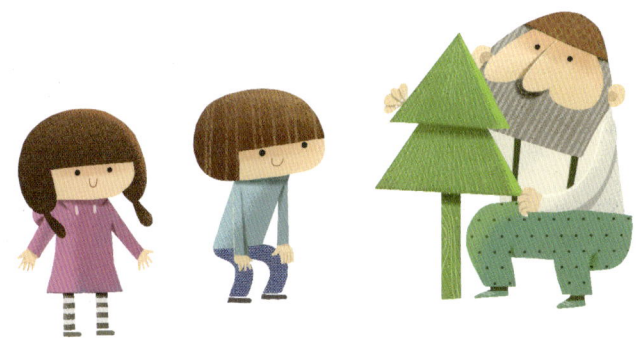

도 이곳에는 나무가 많았지. 어느 나무나 과일이 풍성하게 열려 있었어. 그건 내가 태어나기 훨씬 전에 누군가 심어 놓은 것이었지. 그러니 나도 먼 훗날 열매를 따 먹을 다른 사람들을 위해 이 나무를 심는 것이라네."

나무 한 그루에 할아버지의 삶에 대한 가치가 담겨 있어 그 나무에 열린 열매를 따 먹는 사람들은 무척 행복했을 거야.

인디언의 어느 부족은 인생에 이름을 세 번 짓는다고 해. 아이가 어느 정도 자라 자신의 특성을 보일 때 그의 모습이 바로 이름이 되는 거야. 그가 겪은 사건, 업적, 재능에 따라 이름이 바뀌는 거지.

그 이름 안에 그가 살아온 삶이 고스란히 담겨 있는 셈이야. '달과 함께 걷다', '길을 여는 사람'과 같이 말이야.

그런데 삶이란 처음부터 정해진 것이 아니고 살아봐야 알 수 있으니 이름을 세 번씩 바꿨던 거야.

인디언들이 삶을 바라보듯 사람의 인생은 사는 동안 어떻다고 결론지을 수 없단다.

삶이란 정해지지 않은 낯선 길을 걷는 것과 같아.
하지만 그래서 가능성이 더 열려 있단다.
그 삶이 나무를 심던 할아버지처럼 인생의 가치를 알고
함께하는 방향으로 열려 있으면 좋겠구나.

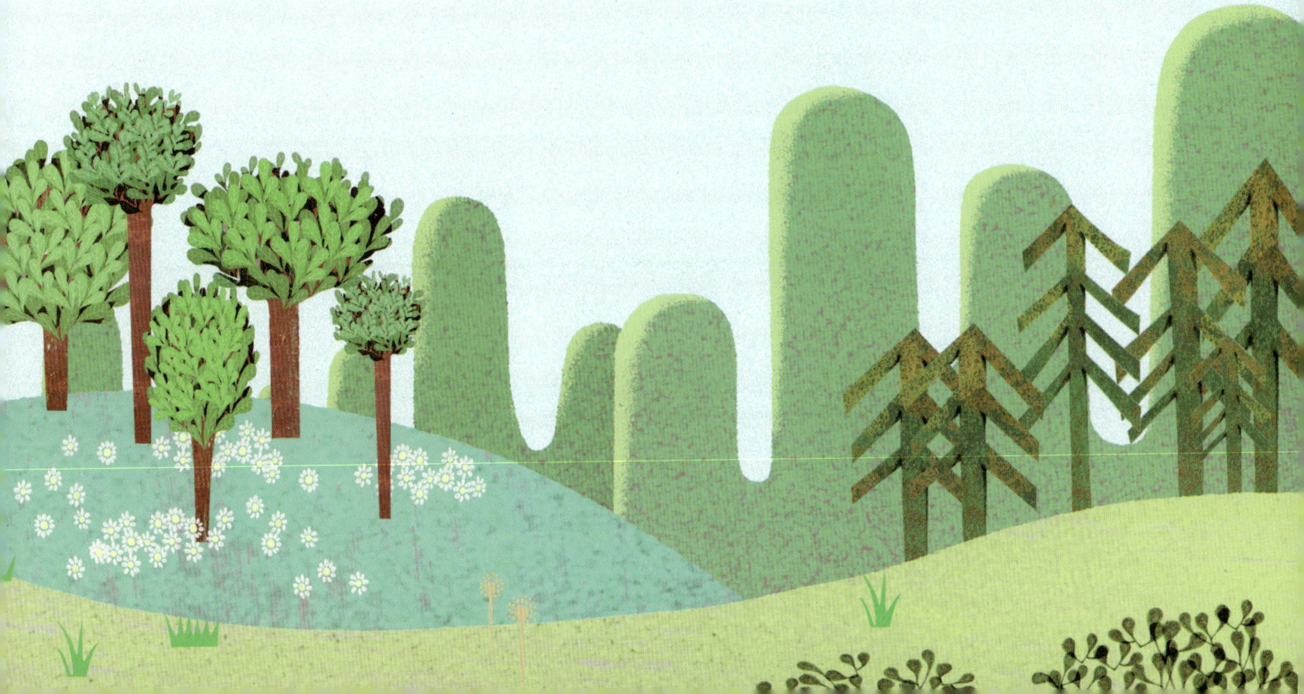

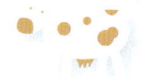

좌뇌성장 수학태교
어떤 인생을 살까?

숫자 카드를 만들어 놀이를 하고 생활 안에서 수를 끊임없이 이야기하며 아기의 기억력을 키워주세요. 아기의 기억력은 임신 7개월에서 9개월 사이에 완성됩니다. 밝고 편안한 목소리로 글자나 숫자를 반복해서 말해주세요. 엄마가 두뇌를 사용할수록 아기도 두뇌를 자극받게 됩니다. 딱딱한 수학 문제가 아니더라도 재미있는 이야기에 얽힌 다양한 수학이 많지요. 재미있는 이야기도 들려주고 수학 문제도 풀어보며 아기와 이야기 나눠보세요. 아기는 엄마와 함께 호흡하며 재미있게 수학 문제를 풀고 있을지 몰라요.

아가야, 살아 있는 동안에는
우리의 삶이 어땠는지 이야기할 수 없대.

우리는 계속 살아가고 있고 변화하고 있으니까.
어떤 사람이 어떤 삶을 살았는지 이야기할 수 있을 때는
그가 생을 마감하면서라는구나.
그때서야 그의 삶이 어떠했는지 이야기할 수 있는 거지.
그런데 분수로 자신의 일생을 남긴 수학자가 있어.
내용을 적은 방법에서 그가 수학에 바친 삶의 흔적이 고스란히 느껴지는구나.
그 내용을 따라 수학자의 삶을 한번 엿보지 않을래?

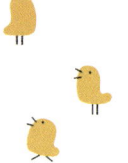

어느 수학자의
일생

'디오판토스는 인생의 6분의 1을 소년으로 보냈다. 그 후 인생의 12분의 1이 지난 뒤 청년이었으며 다시 7분의 1이 지나서 결혼했다. 결혼 5년 만에 아들을 낳았지만 그 아들은 아버지의 반밖에 살지 못했다. 아들이 죽고 4년 간 수학 연구에만 힘쓰다가 그는 죽었다.'

'대수학의 아버지'라고 불리는 디오판토스가 자신의 일생을 남긴 글이야. 디오판토스는 고대 그리스 알렉산드리아의

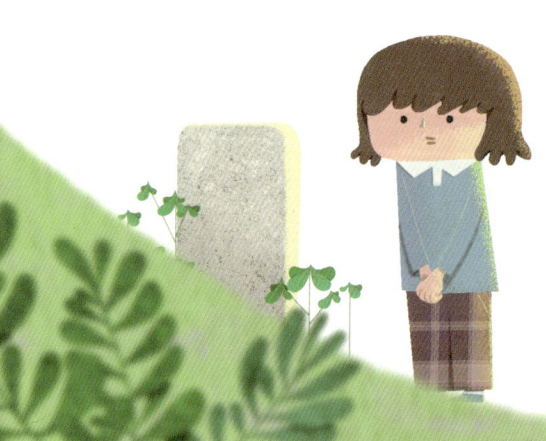

수학자이지. 늘 수학 연구에 열정을 쏟았던 수학자 디오판토스는 자신이 살아온 인생을 수학 문제로 남겼어. 이 수수께끼 같은 글귀가 그를 더욱 유명하게 만들었단다.

사람들은 디오판토스가 남긴 수학 문제를 풀고자 모여들었어. 디오판토스가 남긴 문제를 계산해야만 그의 일생을 알 수 있었거든. 이 글을 하나하나 풀며 디오판토스가 몇 살까지 살았는지 한번 알아볼까?

디오판토스가 생을 마감한 나이를 ✻로 하여 글에 담긴 분수와 숫자를 모아 식을 만들어보면 '✻/6 + ✻/12 + ✻/7 + 5 + ✻/2 + 4 = ✻'이 되지. 이 식을 계산하면 '✻ = 14✻/84 + 7✻/84 + 12✻/84 + 5 + 42✻/84 + 4'로, ✻은 바로 84가 된단다.

디오판토스가 남긴 문제를 간단히 정리하여 다시 글을 풀어보면 '수학자 디오판토스는 84세에 세상을 떠났다'로 쓸 수 있을 거야. 여기에는 평생 수학을 잊지 못하는 수학에 대한 그의 열정을 담고 있는 듯해. 그의 삶에서 수학이란 빼놓을 수 없는 자신만의 삶이었던 거지.

아가야, 무언가에 열정을 쏟는 삶을 살았던
그는 아마 행복했을 거야. 그는 자신의 가슴이
뜨거워지는 삶을 살았으니까. 자신의 주인이 되는 삶 말이야.

오감자극 미각태교
상큼해! 달콤해!

이 시기에는 맡은 냄새를 기억하고 뇌에 저장하지요. 이렇게 뇌에 기억된 정보들은 아기가 태어난 후에도 영향을 미칩니다. 냄새는 미각과도 무관하지 않아요. 우리가 음식을 먹기 전 냄새를 먼저 맡는 것도 이 때문이지요. 아기는 엄마가 먹은 음식에 따라 달라지는 양수의 맛을 보기도 합니다. 맛에 대한 느낌이나 다양한 음식 이야기를 통해 미각을 자극할 수도 있어요. 음식 재료를 만져보면서 촉각을 이야기해주거나 요리하는 과정을 이야기하는 것도 도움이 됩니다. 이제 거의 다 성장한 아기는 예민하게 모든 것을 흡수합니다. 아기와 사소한 생활 안의 이야기들까지 수다쟁이 엄마처럼 나눠보세요.

오감 발달 정보
후각 : 이 시기에 맡은 냄새는 기억에 저장돼요. 아기가 태어난 뒤에도 영향을 미치지요.
시각 : 가장 늦게 발달하는 감각으로 이때는 초점 맞추기, 수직과 수평 탐지력 등이 발달해요.
청각 : 소리의 억양을 구분하여 엄마의 기분을 파악합니다.

아가야, 우리 아기가 태어나 세상의 다양한 맛을 보는 첫날을 생각해보았단다.

달콤한 단맛을 보는 날, 너의 눈은 더 커지고 얼굴에는 미소가 번지겠지.
입으로 맛을 보지 않아도 느낌으로 느껴지는 맛이 있지.
그럴 때면 입 안에 침이 가득 고이고는 하지.
그 달콤한 맛을 많이 느끼게 해주고 싶단다.
쓰디쓴 쓴맛을 보면 어떤 표정을 지을까?
세상에 이렇게 이상한 맛도 있냐며 찡그린 얼굴도 귀여울 거야.
신맛, 짠맛, 매운맛, 세상에는 이렇게 다양한 맛이 있단다.
그 맛을 맛보며 너는 다양한 표정으로 엄마에게 표현하겠지.
맛에는 행복한 맛만 있는 건 아니란다.
그래서 사람들은 삶을 다양한 맛으로 표현하기도 해.
우리 삶에도 즐거움, 슬픔, 기쁨, 괴로움 등 다양한 맛이 있거든.
이런 맛들이 인생을 더 소중하게 만들어줄 거야.
인생을 더 깊이 있게 만들어줄 거야.

세상에서 가장 달콤한 맛 _창작 동시

사탕 한 개 입에 넣고 오물오물
달콤한 맛이 입에 번져요.
달콤한 맛이 얼굴에 번져요.

솜사탕 한 입 떼어 물면 사르르르
달콤한 맛이 입에 번져요.
달콤한 맛이 얼굴에 번져요.

쪽쪽쪽 엄마 볼에 뽀뽀하면
입 안에 하나 가득 달콤한 침이 고여요.
달콤한 맛이 입에 번져요.
달콤한 맛이 온몸에 번져요.

세상에서 가장 달콤한 건
엄마의 뽀뽀랍니다.

꼬망꼬망 _전래 노래

꼬망꼬망 장꼬방에
모래알로 밥을 짓고
꽃잎 따다 전 부치고
풀잎 따서 국 끓이자

☀ 아가야, 네가 자라 귀여운 손으로 조물조물
　엄마와 함께 음식을 만드는 날을 상상해봤단다.
　우리 아기, 고사리 손으로 조물조물 만든 요리는 어떤 맛일까?
　우리가 함께 만든 음식을 만들어 먹는 첫날,
　엄마의 표정은 세상에서 가장 행복할 거야.

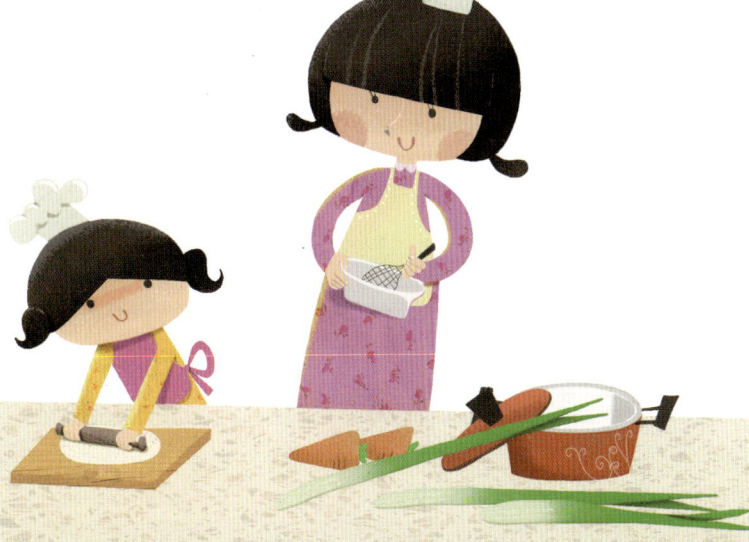

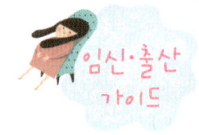

임신 후기, 생활 규칙을 챙겨요

임신 후기가 되면 본격적으로 출산 준비를 시작해야 한다. 병원에 가는 날도 2주에 한 번으로 늘어나니 자주 아기의 상태를 체크할 수 있다. 출산과 관련된 강좌를 듣거나 호흡법 등을 미리 연습해놓는 것도 편안하게 아기를 기다리는 데 도움이 된다.

먹는 것, 이렇게 챙겨요!

❶ 열량이 높은 음식은 피해요

체중이 지나치게 늘어나면 움직이기 힘들어지고 아기도 과체중이 될 수 있다. 임신중독증과 같은 합병증에 걸릴 확률도 높아지므로 저열량 음식으로 식단을 조절하여 순산을 위한 노력을 하자.

❷ 조금씩 자주 먹어요

임신 후기가 되면 소화 기관의 능력은 점점 약해진다. 소화불량 증세를 자주 겪게 되므로 과식하지 않도록 신경을 쓰며 과일과 채소와 같이 위에 부담이 없는 음식으로 조금씩 자주 나눠 먹도록 한다.

❸ 싱겁게 먹어요

이 시기에는 온몸이 자주 붓는다. 음식을 짜게 먹으면 물 흡수가 많으므로 부기가 더 심해질 수 있다. 찌개 및 인스턴트식품은 가급적 피하고 평소보다 싱겁게 먹는 것이 바람직하다.

생활 습관, 이렇게 챙겨요!

❶ 몸의 변화에 관심을 기울이세요
양수 파수나 출혈이 있다면 지체 없이 병원으로 간다. 진통이 느껴진다면 시간을 체크해 가진통인지 진진통인지 확인한다. 규칙적으로 진통이 느껴지면 진진통으로 봐야 한다.

❷ 혼자 외출을 삼가하세요
임신 막달에는 진통이 불시에 찾아올 수 있으니 혼자 외출하는 것은 자제하도록 한다. 외출 시에는 산모수첩, 비상연락처 등을 가지고 움직이도록 한다.

❸ 배의 압박을 조심해요
막달에 배에 압박이 가해지면 진통을 유발해 조산할 위험성이 있다. 배가 부딪히거나 닿지 않도록 조심하며 엎드리거나 눕는 자세, 허리를 구부리는 자세는 배를 압박할 수 있다. 만약 허리를 구부려야 한다면 무릎을 구부리는 자세로 배에 힘이 가지 않도록 주의한다.

출산 준비

- **호흡법 배우기**
  많은 양의 산소를 들이마시고 내뱉는 호흡법은 산소 공급이 원활해져 건강한 아기를 낳을 수 있으며 효과적으로 힘을 써서 출산 시간을 단축하고 마음을 다스리는 데도 좋다.
- **입원 준비는 미리**
  입원 시 필요한 물건은 미리 가방에 챙겨 준비해두고 비상 시 언제든 들고 병원에 갈 수 있도록 눈에 잘 띄는 곳에 둔다. 퇴원 시 아기가 입을 옷 등 아기 용품도 미리 준비해둔다.
- **출산 계획 세우기**
  의사와 상의해 분만 방법을 정하고 미리 계획해둔다. 병원을 옮기게 될 때에는 다니던 병원의 소견서를 받아 옮기는 병원에 제출한다.

♥ 지금 하는 간절한 기도는
손가락 10개, 발가락 10개…,
우리 아기의 건강을 위한 기도다.
건강한 아기를 내 품에 안는 날,
그 감사한 시간을 기다리고 있다.

month 9

건강하게만 자라다오

우리 아기의 건강,
그것만큼 중요한 것이
또 있을까!

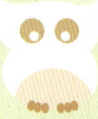

박문일 박사의 임신 9개월 뇌태교 이야기

뇌세포를 확대해보면 세포의 주변에 작은 돌기가 나와 있어요. 이런 각 신경세포의 돌기와 돌기 사이를 시냅스라고 합니다. 시냅스는 하나의 신경세포가 다른 신경세포와 만나는 부분인데, 9개월이 되면 시냅스가 많이 증가하지요. 시냅스는 뇌의 전기회로와 같은 것이기 때문에 시냅스가 많아질수록 뇌 기능이 좋아지고 기억력이 우수해집니다. 아인슈타인의 뇌가 우수했던 이유는 바로 이 시냅스가 많이 발달되었기 때문이지요. 시각은 오감 중 가장 마지막에 발달하는데, 시력은 31~32주에 주로 발달하기 시작하여 33~34주에 신생아의 수준에 도달합니다.

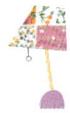

week 33

아기의 성장 폐를 제외한 다른 기관의 발달이 거의 완성된 시기로 태아는 폐를 단련시키기 위해 양수를 들이마시면서 호흡 연습을 꾸준히 해요. 방광에서는 하루 0.5L 정도의 소변을 배출하고 아기의 소변으로 양수의 양이 꾸준히 늘어납니다.

엄마의 변화 커진 자궁이 방광을 눌러 배뇨 횟수가 늘고 소변을 본 후에는 잔뇨감이 남아요. 갑자기 크게 웃거나 기침을 하면 소변이 새는 요실금 증상이 나타나기도 하지요.

아빠의 태교 창작 동화를 만들어 읽어주세요. 아빠가 만든 창작 동화를 들으며 아기는 아빠의 마음을 온전히 전달받게 됩니다. 아기의 상상력과 잠재력의 씨앗이 될 거예요.

week 34

아기의 성장 아기의 머리가 엄마 골반 쪽으로 향해요. 스스로 움직여 위치를 조절함으로써 세상에 태어날 준비를 하지요. 머리뼈는 아직 물렁물렁해 출산 시 산도를 부드럽게 빠져나올 수 있어요. 머리뼈 외에 다른 골격들은 단단해집니다.

엄마의 변화 신체적 변화로 인해 잠을 편히 자지 못할 정도로 불편함을 느껴요. 다리가 자주 붓고 저리며 배가 단단하게 뭉치는 횟수도 잦아져요. 질 분비물은 더욱 많아지고 출산 예정일이 다가오면서 불안, 걱정, 기대감 등 심리적으로 예민해집니다.

아빠의 태교 출산과 육아에 대한 불안은 아주 커 우울증으로 번질 수 있어요. 함께 분만법을 의논하고 호흡법을 연습하는 등 출산과 육아에 대해 적극적으로 동참하세요.

week 35

아기의 성장 아기의 피부에 백색 지방이 쌓이는데, 이 지방은 체온을 조절하고 에너지를 발산하는 역할을 해요. 붉게 보였던 피부는 살색을 띠고, 지방이 쌓이면서 피부 주름이 점차 퍼지지요. 손톱, 발톱이 끝까지 다 자라고, 외성기도 완성됩니다.

엄마의 변화 35주가 되면 자궁저부가 명치끝까지 높아져요. 위, 폐, 심장을 누르는 압박감이 더욱 강해져 숨이 차고 속이 쓰린 증상이 갈수록 심해지지요. 속쓰림으로 인한 식욕 저하로 변비, 치질도 생깁니다.

아빠의 태교 몸이 무거워 움직이기 힘든 시기이므로 남편의 도움이 더욱 절실합니다. 집에서 간단한 스트레칭을 함께 하거나 손을 잡고 산책을 하세요.

week 36

아기의 성장 골반 쪽으로 향하던 머리를 골반 안으로 집어넣어요. 태아의 모든 내장기관은 완전히 성숙해 당장 태어나도 충분히 생존할 수 있지요. 피부에는 태지가 남아 있어 산도를 부드럽게 빠져나올 수 있고 배내털은 거의 다 빠져 일부에만 남아 있어요.

엄마의 변화 태아의 머리가 골반 안으로 들어오면서 상복부 압박감이 줄어들어요. 전보다 숨 쉬기가 나아지고 속이 편안해지는 반면 하복부 압박감은 심해져 태아가 아래로 빠질 것 같은 느낌이 들어요.

아빠의 태교 아내의 체중 관리를 위한 건강 간식을 챙겨주세요. 사랑이 담긴 음식은 아내뿐 아니라 건강한 아기를 위해서도 반드시 필요한 태교입니다.

우뇌성장 감성태교
얼마나 자랐니?

이제 아기는 많이 자랐어요. 폐를 제외한 다른 기관의 발달이 거의 완성되었지요. 아기는 엄마 뱃속에서 양수를 들이마시면서 호흡 연습을 하고 있어요. 또 머리를 아래쪽으로 돌려 세상으로 나올 준비를 하고 있어요. 출산이 가까워질수록 엄마는 마음이 불안해져요. 아기는 엄마의 편안한 마음과 사랑으로 더욱 건강하게 자랍니다. 걱정과 불안은 오히려 아기에게 스트레스로 작용할 수 있어요. 앙증맞은 신발을 사고 아기가 입을 첫 배냇저고리를 고르는 등 행복한 출산 준비를 하며 마음을 편안하게 유지하세요. 아기와 꾸준히 대화하면 편안한 마음을 유지하는 데 도움이 됩니다. 다양한 동화를 통해 아기의 건강을 지켜주세요.

우리 아기, 얼마나 자랐을까?

시간이 지날수록 건강하게 태어나길, 건강하게만 자라길,
간절하게 바라게 된단다.
엄마와 아빠는 얼마 전 우리 아기의 작은 신발을 하나 샀단다.
얼마나 작고 귀엽던지.
이 신발을 신을 귀엽고 건강한 아기의 발을 상상했단다.
네가 태어나 처음 입을 배냇저고리도 샀단다.
잘 먹고 잘 자고 건강하게 자라렴.
엄마도 우리가 만날 날을 생각하며 잘 먹고 잘 자고
운동도 하며 건강하게 지낼게.
우리 건강하게 만나자꾸나.

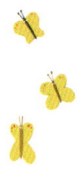

아기 고릴라야, 안녕!

_ 창작 동화, 강희나 作

숲속에 좋은 일이 생겼어. 고릴라 아줌마가 아기를 가진 거야.

숲속에 아기가 태어나는 건 아주 오랜만의 일이래. 숲속 동물들은 모여서 회의를 했지. 아기를 가진 고릴라 아줌마에게 어떤 선물을 해줄지 의논하기 위해서 말이야.

"저는 어떤 선물보다 건강한 아기를 낳고 싶어요."

고릴라 아줌마가 말했어.

건강한 아기 고릴라를 낳기 위해 어떤 일을 해야 할까? 숲속 동물들은 분주해졌어. 고릴라 아줌마의 식단은 원숭이가 맡았어. 한 번에 많이 먹지 않고 나눠서 자주 먹도록 하고 살이 찌는 음식보다 영양분이 풍부한 음식 위주로 골고루 먹을 수 있도록 했지. 원숭이는 어느 때보다 신중하게 식단을 짜고 맛있는 요리를 했어.

고릴라 아줌마의 운동은 사자가 맡았어.

"나무를 너무 오래 타면 안 돼요." 사자는 격한 운동은 못하게 했지.

사자와 함께 숲속을 걷다 보면 고릴라 아줌마의 마음이 한결 평안해졌어. 가벼운 숨을 쉬듯이 심호흡하며 걷기 운동을 하는 건 아기를 낳을 때도 도움이 된대.

고릴라 아줌마의 규칙적인 생활은 닭이 맡았어. 아침이면 늦잠을 자지 않도록 깨워주고 낮에는 30분 이상 긴 낮잠을 자지 않도록 했지. 그래야 밤에 깊이 잠을 잘 수 있으니까. 매일 똑같이 생활하니 고릴라 아줌마의 컨디션은 늘 좋았지.

엄마도 매일 고릴라 아줌마처럼 규칙적인 생활 계획을 짜봐야겠어. 엄마 컨디션에 따라 우리 아기 기분도 바뀐다는 걸 아니까. 우리 함께 해보자, 아가야.

고릴라 아줌마의 행복한 마음은 남편 고릴라가 맡았어. 남편 고릴라는 늘 옆에서 다독여주고 기운 낼 수 있도록 곁에서 든든하게 지켜주었지. 볼록해진 배를 쓰다듬으며 재미있는 이야기를 들려주는 것도 잊지 않았어.

어느 날, 고릴라 아줌마의 배에서 꿈틀꿈틀 움직임이 보였어. 숲속의 동물들은 모두 환호했지.

"씩씩한 녀석이 태어나려나봐요."

고릴라 아줌마의 배는 나날이 불러왔어. 드디어 아기 고릴라가 나오려나 봐. 고릴라 아줌마가 진통을 시작했어.

숲속 동물들은 숨죽여 고릴라 아줌마에게 응원을 보냈어. 한마음으로 말이야.

"아기가 태어났어요!"

아기 고릴라가 태어나자 숲속의 동물은 환호했어. 아기 고릴라는 아주 건강했지. 심지어 숲속 동물들을 향해 생글생글 미소를 보내는 거야. 그 모습이 얼마나 귀여운지 숲속 동물들은 아기 고릴라에게 쏙 빠져버렸단다.

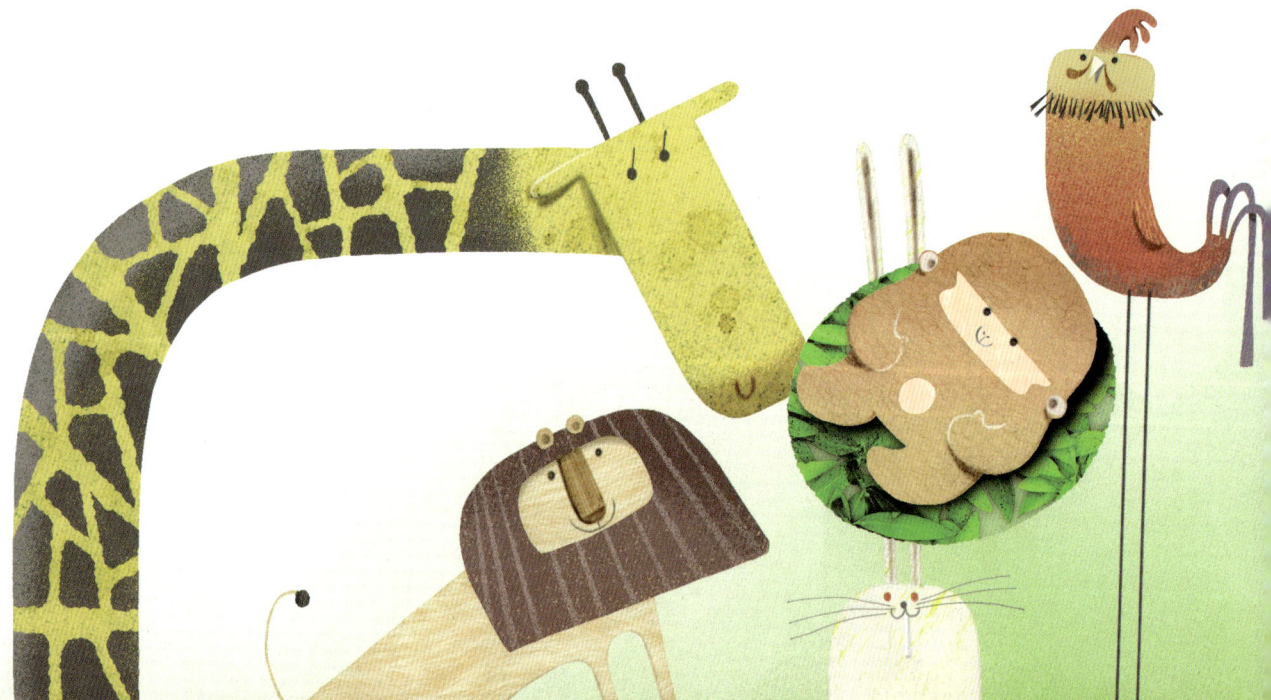

숲속 동물들은 아기 고릴라를 건강하게 키울 계획을 세우느라 다시 분주해졌어. 오랜만에 숲속에는 싱글벙글 행복이 가득했단다. 고릴라 부부는 물론 숲속 동물들의 사랑을 받으며 아기 고릴라는 건강하고 씩씩하게 자랄 거란다.

아가야, 엄마도 건강한 너를 위해 마지막까지 노력할 거야.

몸이 무거워져 숨 쉬는 것도 가빠지고 움직이고 걷는 것도 힘들어졌지만 이건 네가 건강하게 잘 자라고 있기 때문인 걸 안단다. 건강한 음식들을 조금씩 나눠 맛있게 먹고 매일 조금씩 동네 한 바퀴를 산책하듯 걸으며 호흡을 맞추듯 심호흡을 하고 규칙적으로 생활하려고 노력할 거야.

무엇보다 너와 이렇게 동화책을 함께 읽고 이야기 나누는 것을 게을리하지 않을 거야.
우리 아기가 건강하게 태어날 그날을 위해 우리가 함께하고 있다는 것을 잊지 않을게.

우뇌성장 감성태교
마음도 튼튼하게

아기가 세상에 태어날 날이 가까워질수록 임신부는 초조해집니다. 그중 가장 큰 걱정이 아기의 건강일 거예요. 출산의 고통 속에서도 아기를 낳고 제일 먼저 묻는 것이 아기의 건강이에요. "아기가 건강한가요?"라고 물었을 때 "네" 하고 대답하자마자 "감사합니다"라며 눈물을 흘리는 산모들이 많지요. 40주 동안 아기를 품으며 아기가 건강하길 얼마나 간절히 바랐을지 엄마의 마음이 느껴집니다. 그 마음이 불안이 아니라 사랑으로 전달되도록 아기에게 말을 걸어주세요. 아기도 세상에 나오려면 용기가 필요하답니다. 태교를 통한 정서 교감은 아기와 엄마에게 행복의 만남을 선물할 거예요.

아가야, 살다 보면 가끔 좌절을 겪기도 하고 생각하지 못한 시련이 닥치기도 한단다.

이런 것들을 이겨내는 것은 건강한 마음이야.
그래서 건강한 몸뿐 아니라 건강한 마음이 무엇보다 중요하지.
마음이 너무 힘들다고 느끼면 가끔은 몸이 마음을 따라가기도 해.
그러니 마음을 단단하고 긍정적으로 자라게 하는 건
건강한 몸을 유지하는 데도 반드시 필요하단다.
마음이 강하면 그로 인해 만들어지는
행복 바이러스가 몸에 퍼져 건강한 몸을 만들기도 하거든.
우리 아기가 엄마 뱃속에서 행복과 사랑을 먹고
건강하게 자라고 있는 것처럼
엄마와 아빠도 늘 행복한 마음으로 널 기다릴게.

어느 마라토너의
이야기

_ 위인 이야기

'흑인은 장거리 육상에 취약하며 마라톤 완주조차 힘들다.'
'지금까지 아프리카 흑인이 올림픽 금메달을 딴 경우가 한 번도 없었다.'
사람들의 이런 생각을 바꾼 사람은 맨발의 마라토너 아베베야.

174cm의 키에 58kg의 몸무게를 가진 마른 체구의 28세 청년인 아베베는 두 번이나 올림픽에서 완주를 했어. 그는 주전 선수가 발목을 다쳐 올림픽 출전 직전 급하게 뽑힌 선수였지.

1960년 9월 10일, 그렇게 출전한 로마올림픽에서 아베베는 맨발로 긴 마라톤 코스를 달리기 시작했어. 운동화는 다 낡아 신을 수가 없었고 선수에게 후원되는 운동화조차 맞지 않았거든.

그는 기적처럼 맨발로 마라톤 우승을 했단다. 그 누구도 예상하지 못한 우승이었어. 2시간 15분 16초, 8년 동안 깨지 못했던 세계 기록을 다시 세운 것이며 아프리카 최초 마라톤 우승이었지.

"내 조국 에디오피아가 언제나 강하게 시련을 이겨냈다는 사실을 세계에 알리고 싶었습니다."

강인하게 시련을 이겨낸 아베베의 맨발의 마라톤 우승은 1960년 독립한 많은 아프리카 국가들에게 자긍심을 주었어.

그리고 아베베는 4년 뒤 다시 올림픽에 도전했단다. 아직까지 한 번도 없었던 마라톤 2연패에 도전한 거야. 더군다나 그는 올림픽에 출전하기 한 달 전 맹장 수술을 받아 훈련을 제대로 하지 못한 상태였지.

1964년 10월 도쿄올림픽, 그의 강인한 정신은 또다시 세계 신기록을 세우며 최초로 마라톤 2연패를 만들어냈어.

우승을 한 그는 이렇게 말했어.

"1등을 위해 달리지도, 눈앞의 결승점을 위해 달리지도, 최대한 빨리 가기 위해 달리지도 않는다. 나는 다만 달릴 뿐이다. 나의 적은 다른 선수들이 아니라 바로 나 자신이었다."

아가야, 그의 우승은 건강한 몸으로 이룬 게 아니라 건강한 마음, 강인한 마음으로 이룬 것이었단다. 그에게 닥친 그 이후의 시련을 이겨내는 그를 보면 더 알 수 있지.

　이후 아베베는 1968년 멕시코올림픽에 참가했으나 다리 골절 부상으로 경기를 포기할 수밖에 없었어.

　1년 후, 그런 그에게 큰 시련이 닥쳤단다. 빗길 교통사고로 인해 하반신이 마비된 거야. 다시는 걷지도 뛰지도 못했지. 마라토너에게 다리를 쓰지 못한다는 것은 어떤 의미였을까?

　하지만 아베베는 건강한 몸 이상의 건강한 마음을 가진 사람이었어.

　"내 다리는 더 이상 달릴 수 없지만 나에겐 두 팔이 있다."

　스토크맨드빌 휠체어게임 양궁 선수로 참가하여 시련을 뛰어넘는 의지를 보여주었단다.

　"나는 남과 경쟁하여 이긴다는 것보다 자신의 고통을 이겨내는 것을 언제나 생각한다. 고통과 괴로움에 지지 않고 마지막까지 달렸을 때 그것은 승리로 연결되었다."

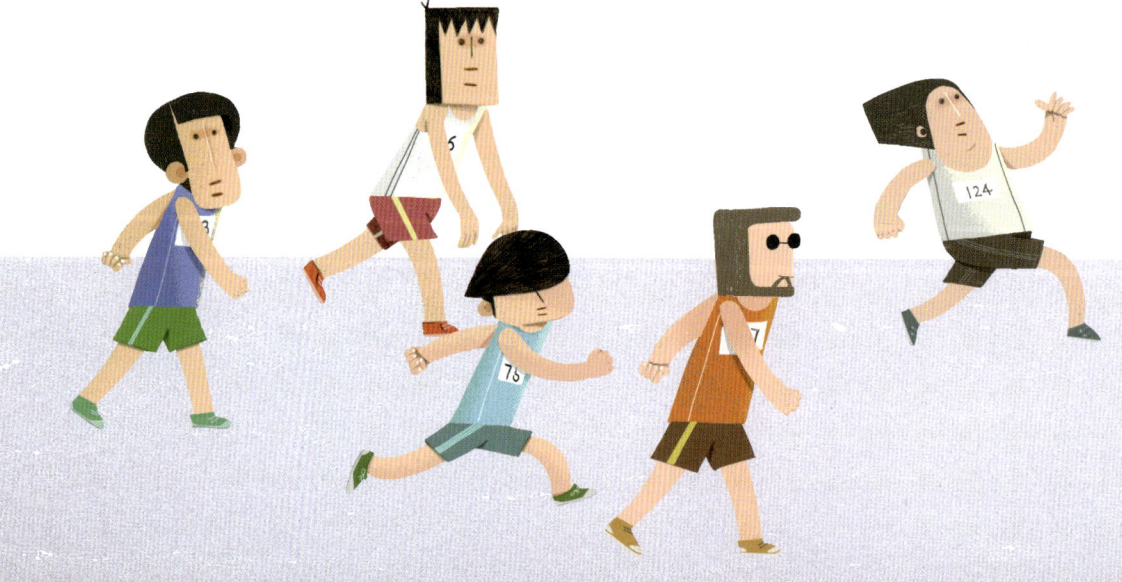

아가야, 세상에서 느껴지는 시련은 그 사람을 더 단단하게 하는 것이란다. 엄마가 간절히 바라는 것은 우리 아기가 건강하게 태어나고 또 어떤 시련이나 슬픔이 닥쳐도 언제든 이겨낼 수 있는 튼튼한 마음을 갖는 거야.

이제 널 만날 기쁜 날이 얼마 남지 않았는데 엄마는 가끔 출산의 고통에 두려워지기도 한단다. 하지만 엄마가 그 시간을 이겨내고 행복으로 받아들일 때 우리 아기가 건강하게 태어난다는 것을 알고 있어. 그 시간을 위해 엄마는 건강한 몸뿐 아니라 건강한 마음을 갖도록 노력하고 있단다.

네가 태어나면 엄마는 언제나 건강한 마음으로 세상의 어떤 일이든 이겨내고 더 단단해지고 열정과 긍정을 크게 키울 수 있도록 너를 응원하고 지지할거야.

그러니 행복하게, 건강하게 있다가
세상이 궁금해지면 신호를 보내렴.
그날 우리 만나자꾸나.

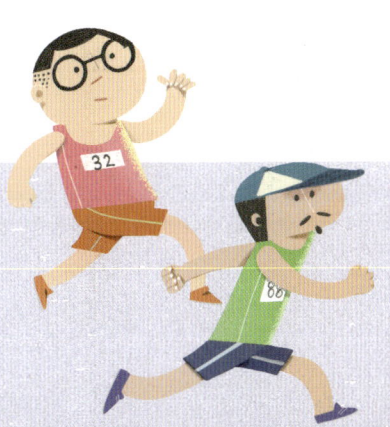
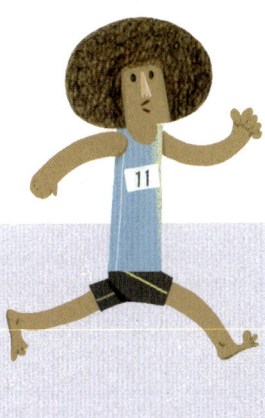

좌뇌성장 수학태교

생각이 쑥쑥, 마음이 통통

아기는 이제 세상에 나올 만큼 커 있어요. 엄마의 뱃속에서 다양한 생각을 하고 감정을 느끼고 있지요. 건강하게 자란 만큼 이제 생각도 쑥 자라 있습니다. 건강한 몸과 마음만큼 명석한 두뇌도 더욱 발달시킬 때입니다. 두뇌를 더욱 빛나게 하는 것, 그건 지혜일 거예요. 그래서 옛날 사람들은 건강한 정신으로 지혜를 배우고자 했지요. 재미있는 그리스 신화 속에 숨은 수학 이야기를 들으며 옛날 사람들이 중요하게 생각한 지혜에 대해 아기와 이야기 나눠보세요. 또 수학 이야기의 분수 덧셈도 함께 하며 수학 계산을 경험하게 해주세요. 수학태교를 통해 아기는 수학을 친근하게 느끼며 다양한 수학적 사고로 좌뇌 발달에 도움이 될 것입니다.

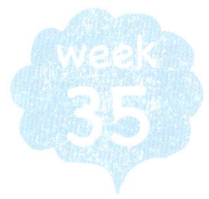

아가야, 하루하루 엄마와 이야기 나누며 생각도 자라고 지혜도 자랐겠지.

옛날 사람들은 건강한 몸뿐만 아니라
지혜로운 삶이 건강한 삶이라고 생각했어.
그래서 지혜로운 사람은 늘 사람들의 존경을 받았단다.
지혜를 위대하게 생각했던 사람들의 마음이
신화에도 나온다는구나.
삶에 지혜가 깃들기를 바라는 사람들의 마음이 담긴
재미있는 신들의 이야기를 들려줄게.
귀 기울여 들어보렴.

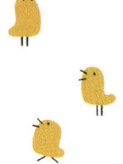

분수가 적힌
호루스의 눈

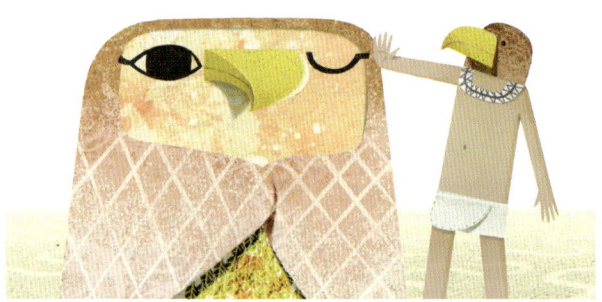

이집트에는 '호루스의 눈'이라는 그림이 전해 내려오고 있어. 호루스는 고대 이집트 신화에 등장하는 태양의 신이야. 죽음과 부활의 신인 오시리스와 여신인 이시스 사이에서 태어났지. 사랑의 여신인 하토르의 남편이기도 해.

호루스는 어려서 매우 허약했지만 이시스의 마법으로 위험과 병으로부터 지켜질 수 있었지. 건장한 성인으로 자란 호루스는 자신의 아버지를 죽였던 세트를 죽이고 이집트 왕의 자리에 앉아.

하지만 세트가 죽기 전에 호루스의 눈을 뽑아 산산조각을 내고 말지. 산산조각 난 호루스의 눈을 지혜의 신 토트가 치유해주면서 왼쪽 눈은 치유와 달을, 오른쪽 눈은 태양을 상징하게 된 거야. 호루스는 이집트를 통일하고 평화롭게 다스리는 왕의 모습을 보임으로써 왕권, 완전함과 지혜, 그리고 풍요로움의 상징이 되었어. 호루스를 최고의 신으로 생각한 이집트 사람들은 호루스를 그림으로 남기려 했지. '호루스의 눈'이라는 그림은 산산조각 났다가 토트에 의해 치유된 호루스 눈을 여섯 부분으로 구성하여 그렸어.

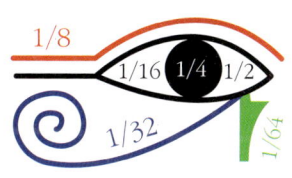

눈 전체를 1로 하고 여섯 부분을 나눠 각각 분자가 1인, 2분의 1, 4분의 1, 8분의 1, 16분의 1, 32분의 1, 64분의 1의 분수를 새겨 넣었지. 그런데 이 분수들은 모두 더해보면 이집트 사람들이 완벽한 수라고 생각한 1이 아닌 64분의 63이 돼. 이집트 사람들은 부족한 64분의 1은 지혜의 신인 토트가 지혜의 눈으로 채워준다고 생각했단다. 완벽한 수 1을 만드는 것은 바로 지혜인 셈이야.

아가야, 엄마도 건강하게 너를 낳고 지혜롭게 너를 키우려고 노력할 거야. 엄마로서의 지혜가 우리 아기에게 건강한 마음의 씨앗을 뿌리는 일이 될 거라고 믿으니까.

지혜의 씨앗이 잘 자라도록 햇빛이 되어줄게.
지혜의 신이 채워줄 거라 믿었던
64분의 1을 함께 채워나가자꾸나.

오감자극 시각태교
담을수록 새로워

오감 중 가장 늦게 발달하지만 가장 마지막까지 발달하는 감각이 시각이에요. 임신 후기에 들어서면 아기는 빛을 감지할 수 있을 정도로 시각이 발달하여 빛에 반응해 꿈틀거리기도 하지요. 이 시기에는 시각을 통한 자극으로 태교를 할 수 있어요. 명화나 좋은 그림이 아니어도 길가에 핀 꽃이나 하늘, 구름, 놀이터에서 뛰어노는 아이들 등 일상의 아름다운 풍경들을 보는 것이 모두 시각태교이지요. 눈에 담을수록 마음에 새롭게 와 닿는 주변의 모습이 있어요. 이것들을 바라보다 보면 아기와 함께 나눌 것이 많다는 것을 알게 되지요. 그 마음이 행복으로 번지고 그게 바로 좋은 시각태교가 된답니다.

오감 발달 정보
미각 : 양수를 마셨다 뱉었다 하면서 기분 좋은 맛, 싫은 맛을 감정으로 나타내요.
후각 : 엄마의 냄새, 자주 맡은 음식이나 특별한 향기를 기억해요.
시각 : 가장 늦게까지 발달하는 감각으로 동공이 확대되었다가 축소되는 현상이 나타나요.

아가야, 건강한 출산을 위해 엄마는
천천히 동네 한 바퀴를 돌았단다.

하늘을 올려다보니 햇빛이 비친 나뭇잎의 색이 너무 아름다웠어.
새로울 게 없는, 늘 봐오던 나무였는데, 나무는 하루하루 다르게 자라고
하루하루 다르게 잎을 피우고 있더구나.
햇빛을 머금은 날, 비를 머금은 날, 전혀 다른 색을 머금고 있었구나.
우리 아기도 자라 나무처럼 하루하루 다르게 다른 색을 머금고
건강하게 자라겠지.
아가야, 요즘에는 세상의 모든 것이 새로워 보인단다.
우리 아기가 태어나 함께 느낄 세상이라고 생각하니
엄마 눈에 비치는 모든 것이 다 새롭게 느껴지는구나.
꽃 한 송이, 나무 한 그루, 새삼 처음 보는 것들처럼
아름다움에 감사한 마음이 가득하구나.
눈으로 본 것을 가슴으로 느끼면 감사할 일이 많아지는 것 같아.
우리 아기와 함께 느낄 세상이라고 생각하니 모든 것이 아름답고
그 아름다움에 감사하게 되었단다.

함께 느낄 세상 _ 창작 동시

햇빛이 눈부셔.
크게 눈을 뜨고 올려다본 하늘에
파란 하늘 여행하는 뭉게구름 둥실둥실.

아장아장 귀여워.
신나게 팔을 저으며 달리는 잔디 위에
노란 민들레 한 송이.

까르르 즐거워.
동네 놀이터 그네가 흔들흔들
아이들 웃음소리가 둥둥둥.

눈에 가득 아름다운 세상
함께 느낄 아름다운 세상.

나무처럼 자라렴 _명시

흙 속에서 잠자던 작은 씨앗이
싹을 틔우고 날마다 쑥쑥 자라난단다.

세상의 온갖 소리를 듣고
그 소리에 담긴 사랑을 받아
더 크게 자라난단다.

아가야,
너는 엄마의 어린 나무 같구나.
푸르게 건강하게 쑥쑥 자라렴.

☀ 아가야, 엄마는 옆에서 네가 건강하게 자라도록
햇빛이 되어주고 물이 되어주고 시원한 바람이 되어줄게.

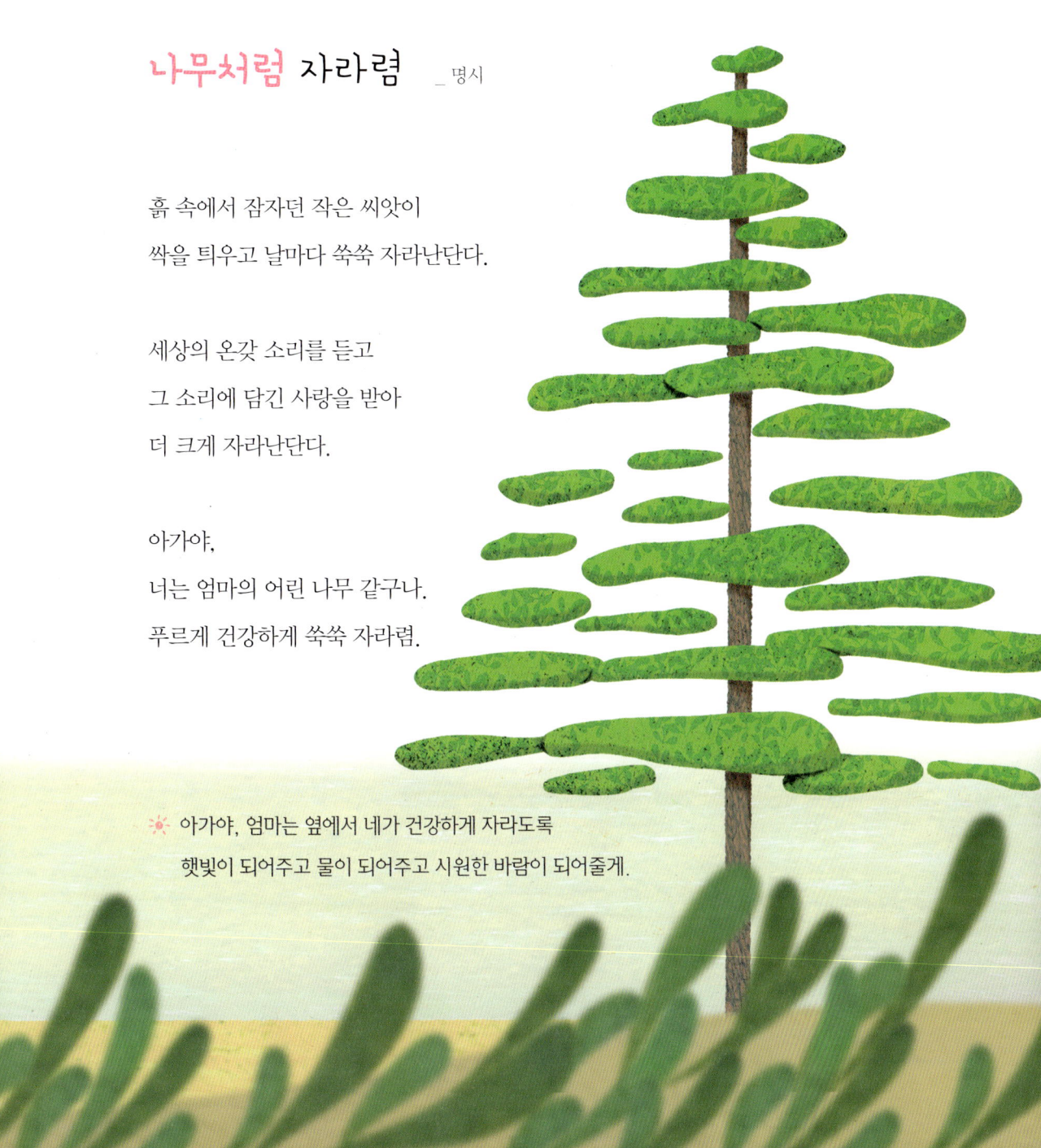

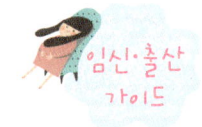

출산 후에도 건강해지는 임신부의 바른 자세

임신 후기가 되면 배가 무거워져 움직이는 것조차 쉽지 않다. 골반, 어깨, 허리 통증은 임신 중 대표적인 증상이며 임신 기간 무리하게 움직이면 출산 후에도 통증이 이어질 수 있다. 이런 증상은 자세만 바로잡아도 완화될 수 있으므로 바른 자세를 유지하도록 노력하자.

바른 자세가 중요한 이유

❶ 아기가 잘 자라요

평소 바른 자세를 취하면 아기에게 전해지는 혈류 공급이 원활해져 아기의 성장 발달에 도움이 된다.

❷ 유산이나 조산의 위험을 줄여요

자세를 잘못 취하면 배가 뭉치기도 하고, 너무 무리하면 배에 힘이 가해져 자칫 유산이나 조산의 위험으로 이어질 수도 있으므로 늘 바른 자세를 취하도록 신경 써야 한다.

❸ 근육과 관절 건강을 지켜줘요

임신을 하면 체중이 늘어나다 보니 근육과 관절에 무리가 가는 것은 당연하다. 하지만 평소 바른 자세를 유지하면 근육, 관절, 인대 등에 무리를 주지 않아 통증을 예방할 수 있다.

상황별 임신부의 바른 자세

❶ 자리에 눕거나 일어날 때
앉은 뒤 한쪽 팔로 몸을 지지하면서 상체를 옆으로 기울여 천천히 눕는다. 똑바로 누운 자세는 피하며 왼쪽으로 누우면 아기에게 혈액 공급이 더욱 원활해진다. 누웠다가 일어날 때는 한쪽 팔로 몸을 지지하면서 상체를 일으킨 후에 최대한 천천히 몸을 일으킨다. 손으로 바닥을 짚으며 일어나면 손목에 체중이 실려 무리가 갈 수 있다. 급하게 일어나면 허리나 골반에 통증이 유발되거나 어지럼증을 느낄 수 있다.

❷ 앉을 때
의자에 앉을 때는 허리를 받칠 수 있는 등받이 의자에 엉덩이를 깊숙이 밀어넣고 허리를 곧게 펴며 등은 등받이에 붙인다. 다리를 꼬고 앉는 자세는 피한다. 바닥에 앉을 때는 책상다리를 하고 앉는 것이 무리가 적다.

❸ 씻을 때
세수를 하거나 이를 닦을 때, 샤워를 할 때에도 허리를 펴고 바로 선 자세를 하는 것이 좋다. 머리를 감을 때에도 앞으로 숙이는 것보다 살짝 뒤로 젖힌 자세로 샤워기를 틀어 놓고 감는다. 될 수 있으면 무게 중심이 앞으로 쏠리는 자세는 피한다.

쿠션 활용하기
쿠션을 다리 사이에 끼우고 누우면 발과 종아리의 혈액 순환을 돕고 요통을 줄일 수 있다. 발을 뻗어 스트레칭을 하거나 쿠션 위에 다리를 자주 올려놓으며 자세를 바꾸면 혈액 순환에 좋다.

♥ 사랑이라고 부르는 많고 많은 사랑 중에
　이런 사랑도 있다.
　사랑한다 천 번을 말해도 아깝지 않은 사랑,
　아프고 힘들어도 행복한 사랑,
　고됨이 고되지 않고, 희생이 아닌, 아이를 향한 부모의 사랑!

month **10**

새로운 사랑,
엄마와 아빠와
아기 사이

아가야,
사랑한단다!
아가야, 사랑한단다!

박문일 박사의 임신 10개월 뇌태교 이야기

뇌의 주름살이 완성되면서 대뇌피질의 무게가 전체의 80%를 차지해요. 이 시기에는 뇌세포 네트워크도 완성되어 자궁 내에서 이미 신생아 수준의 감정 표현을 합니다. 빙그레 웃는 배냇짓이 초음파검사에서 발견되기도 하며 딸꾹질도 합니다. 엄마가 음주를 하게 되면 태아의 호흡 멈춤 빈도가 증가하기 때문에 음주는 절대 하지 않도록 하세요. 엄마가 스트레스를 받을 때는 태아의 스트레스 호르몬도 함께 증가되므로 가능한 한 스트레스를 받지 않도록 마음을 평온하게 유지하세요. 이 시기의 엄마와의 태담은 태아에게 그대로 전달되어 태아의 감정이 더욱 풍부해집니다.

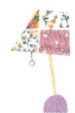

week 37

아기의 성장 스스로 항체를 만들지 못하는 태아는 태반을 통해 모체로부터 항체를 전달받아요. 이 면역력을 통해 외부 세균으로부터 자신의 몸을 보호하고 생명을 지켜내지요. 덕분에 태어나서 일정 기간 동안은 감기, 풍진, 볼거리 등의 질병에 잘 걸리지 않는답니다.

엄마의 변화 출산 예정일이 다가올수록 아랫배가 불규칙하게 뭉치고 아픈 느낌이 들고 통증은 시간이 갈수록 잦아지지요. 출산 시 아기가 쉽게 나올 수 있도록 질 분비물 양이 늘고 질 입구가 부드러워져요.

아빠의 태교 아내는 출산과 육아에 대한 걱정, 두려움이 커지는 시기예요. 출산 호흡법이나 명상을 함께 하며 아내의 마음이 안정되도록 도와주세요.

week 38

아기의 성장 태아는 자궁에 빈 공간이 없을 정도로 크게 자라서 움직임이 많이 줄어요. 태어나기 위해 골반 안쪽으로 머리를 향하고 있고, 태반에서 분비되는 호르몬 영향으로 성별에 관계없이 가슴이 부풀어 올라요. 하지만 태어난 후 금세 가라앉지요.

엄마의 변화 이전에 느꼈던 배뭉침과는 다른 강한 수축의 가진통을 느끼게 돼요. 출산이 가까워졌음을 알리는 신호로 진진통과는 다르지요. 진진통은 출산이 임박해 일정한 간격을 두고 규칙적으로 오지만 가진통은 불규칙적이고 몸을 움직이면 진통이 사라져요.

아빠의 태교 아기는 아빠의 이야기를 행복하게 듣고 있어요. 잠들기 전 아기에게 오늘 하루 종일 있었던 일을 속삭여주세요. 이제 곧 함께할 하루가 될 거예요.

week 39

아기의 성장 출산 전 일주일 동안 태아의 몸에서는 코르티솔이라는 호르몬이 분비되는데, 이 호르몬은 태어나서 첫 호흡을 도와주는 역할을 해요. 태아의 장속에는 검은색에 가까운 태변이 가득 차 있어요. 태변은 분만 시 배설되거나 출산 후 며칠 동안 배설되지요.

엄마의 변화 엄마의 몸은 언제든지 출산할 수 있는 상태예요. 조금만 걸어도 태아가 나올 것 같은 느낌이 들고 진통 횟수도 더욱 잦아져요. 규칙적으로 진통이 오고 시간이 지날수록 진통 간격이 짧아지면 병원에 가야 해요.

아빠의 태교 육아는 아내만의 몫이 아니에요. 아내와 함께 육아 서적을 보며 월령별 아기의 발달 과정을 익혀두세요. 부모가 아기를 맞을 준비를 하는 과정도 태교가 된답니다.

week 40

아기의 성장 세상에 나오기 위한 준비가 끝났어요. 태아는 태어나자마자 세상에 적응해요. 산도를 빠져나오면 폐로 숨쉬기 시작하고 엄마 젖을 물리면 본능적으로 빨아요.

엄마의 변화 규칙적인 진통이 30분~1시간 간격으로 지속되면 출산이 임박한 상태예요. 진통이 10분 이하 간격으로 규칙적으로 오면 병원에 가세요. 진통 외에 이슬이 비치거나 양수가 나오는 것도 출산을 알리는 신호로 빨리 병원에 가야 해요.

아빠의 태교 이제 곧 아기를 만날 거예요. 40주 동안 함께한 시간을 되돌아보며 아내와 아기에게 진심 어린 사랑을 고백하세요. 출산과 육아를 함께 할 거라는 약속으로 아내의 두려운 마음을 행복으로 바꿔주세요.

우뇌성장 감성태교

두근두근, 설레는 마음

10달 동안 하루하루를 아기와 이야기 나눠왔어요. 이제 아기는 세상에 나올 준비를 하고 엄마는 세상에 나온 아기와 새로운 사랑을 시작할 준비를 하지요. 아기는 아빠와 엄마가 읽어주는 동화를 들으며 상상을 하고 사랑을 느꼈을 거예요. 마지막 달은 지금까지의 태교를 돌아보며 아기를 맞을 준비를 하세요. 엄마가 직접 쓴 일기나 아빠가 쓴 편지를 아기에게 들려주는 것, 세상의 그 어떤 동화보다도 값지고 따뜻한 태교가 되지요. 아빠, 엄마의 편지는 아기와 나눴던 많은 이야기들이 녹아 있을 거예요. 또 앞으로 아기에게 들려주고 함께할 많은 설렘이 담길 거예요. 아기는 아빠와 엄마의 이야기를 들으며 세상에 나오고 싶은 꿈을 갖게 되지요.

아가야, 사랑만큼 행복한 것이 있을까?

사랑만큼 위대한 것이 있을까?
아빠와 엄마도 그 달콤한 사랑으로 만났단다.
그리고 그 사랑으로 또 다른 사랑이 시작되었구나.
바로 너를 만나 사랑하게 된 거야.
이제 너를 만날 준비가 끝났어.
엄마는 세상에 나올 너를 생각하며 사랑의 편지를 썼단다.
설레고 떨리는 너에게 보내는 첫 번째 편지를….

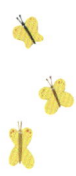

사랑해, 아가야

_ 엄마의 편지

　세상의 많은 만남 중에 이렇듯 떨리는 만남이 있을까? 예정된 만남인데도, 40주 동안 매일같이 준비한 만남인데도, 이렇듯 가슴 설레면서도 두려운 걸 보면 우리의 만남이 얼마나 위대한 만남이 될지 상상이 안 된단다.

　엄마가 처음 아빠를 만났을 때 가슴 두근두근 찾아온 사랑의 감정, 너를 만난 후에는 그때의 떨림과 두근거림에 더 많은 감정들이 보태져 달뜨듯 기쁘다가도 엄마의 자리를 되새겨보게 돼. 네가 태어나면 엄마가 된 것을 더 깊이 실감하겠지. 우리가 만나기 위해 큰 고통을 함께 이겨낸 동지처럼 무언가 끈끈한 것이 서로를 감싸겠지. 그리고 힘차게 하루하루를 함께할 거야.

있는 힘을 모아 엄마 젖을 빠는 너를 보면서 모유를 먹이는 고통을 기쁨으로 느끼겠지. 그러면서도 엄마는 행복해하겠지. 시시각각 깨어 우는 너를 안고 달래고 젖을 먹이느라 잠을 설치고 쪽잠을 자면서도 너의 뒤척임에도 번쩍 눈을 뜨고 일어나 너를 살피겠지. 그러면서도 엄마는 행복할 거야.
　네가 먹는 것 하나, 네가 자는 시간 하나, 네가 노는 놀이 하나, 너의 24시간, 고스란히 엄마에게 다가와 온전히 엄마가 될 거야.
　힘들지 않을 거라고 생각하지는 않아. 엄마가 되는 것이 어떻게 쉬운 일이겠니. 가끔은 지치고 가끔은 울지도 몰라. 하지만 분명 네가 자라는 만큼 엄마도 자라 가슴이 차오르는 사랑을 알게 될 거야. 너와 함께했던 시간들이 엄마를 얼마나 행복하게 했는지 가슴 깊이 느끼게 될 거야.

사랑한다, 아가야.
행복하자, 아가야.
엄마와 눈 마주치며 서로를 확인하고
싶을 때 엄마에게 신호를 보내주렴.
엄마도 겁먹지 않고 준비하고 있을게.
사랑하는 우리 아기를 기다리고 있을게.

우뇌성장 감성태교
콩닥콩닥, 떨리는 마음

아기를 만날 날을 손꼽아 기다리게 되는 때입니다. 이제 언제라도 아기를 맞을 준비가 되어 있어야 해요. 그렇다고 아기에게 어서 나오라고 재촉하지는 마세요. 엄마가 출산을 두려워하는 것만큼 아기에게도 용기가 필요한 시간이지요. 아기가 세상에 나올 준비가 다 되면 엄마에게 신호를 보낼 거예요. 그때까지 아기가 용기를 낼 만큼 씩씩하게 자랄 수 있도록 엄마는 태교를 게을리 하지 말고 꾸준히 아기와 사랑을 속삭이세요. 다소 출산 예정일보다 늦더라도 특별한 문제가 없는 한 편안한 마음으로 아기를 기다리세요. 아기는 사랑을 머금고 곧 엄마 아빠 품에 안길 거예요.

아가야, 이제 우리가 만날 날이 얼마 남지 않았구나.

네가 세상에 태어나면 꼭 들려주고 싶은 이야기,
너를 기다리는 아빠의 마음을 담아 너에게 첫 편지를 쓴단다.
엄마에게 쓰던 연애편지보다 떨리고 설레는
나와 내가 가장 사랑하는 사람을 닮았을
우리 아기를 떠올리며
아빠라는 이름으로 첫 편지를 쓴단다.

행복하자, 아가야

_ 아빠의 편지

하루하루 널 만날 날이 다가오고 있구나. 아빠는 일하러 가서도 엄마와 네가 궁금해. 온통 엄마와 네 생각뿐이지. 너와의 만남을 많이 기다리고 있나봐.

엄마를 만나 가슴 떨리는 사랑을 하게 되고 사랑을 맹세하며 결혼을 했지. 하얀 드레스를 입은 엄마는 참 아름다웠단다. 엄마와의 만남도 감사한데 이제 예쁜 아기의 아빠가 된대.

네가 태어나면 우리에게는 새로운 사랑이 시작될 거야. 아빠와 엄마는 너만큼 그 누구도 사랑해본 적이 없단다. 아기를 갖는 게 얼마나 큰 사랑을 경험하게 되는 일인지, 얼마나 멋진 일인지, 감히 설명하지 못하겠구나.

네가 엄마 뱃속에 생겨난 날부터 지금까지 쭉 아빠는 행복했단다. 네가 잘 자라고 있는 것에 감사했단다. 이제 우리가 만날 날이 설레게 기다려진단다. 네가 용기 내어 세상에 나오는 날, 아빠와 엄마도 최선을 다해 널 도울 거야. 그리고 세상에 시련과 어려움이 있어도 아빠는 언제나 네 곁에서 든든한 지킴이가 되어줄게.

세상에 나와 눈을 맞추고 함께 웃고 함께 이야기하고 함께 행복할 날을 꿈꾼단다.

사랑한단다, 아가야!
행복하자, 아가야!
사랑만큼 행복한 것이 있을까?
사랑만큼 위대한 것이 있을까?
그 사랑이 이제 시작된 거야.

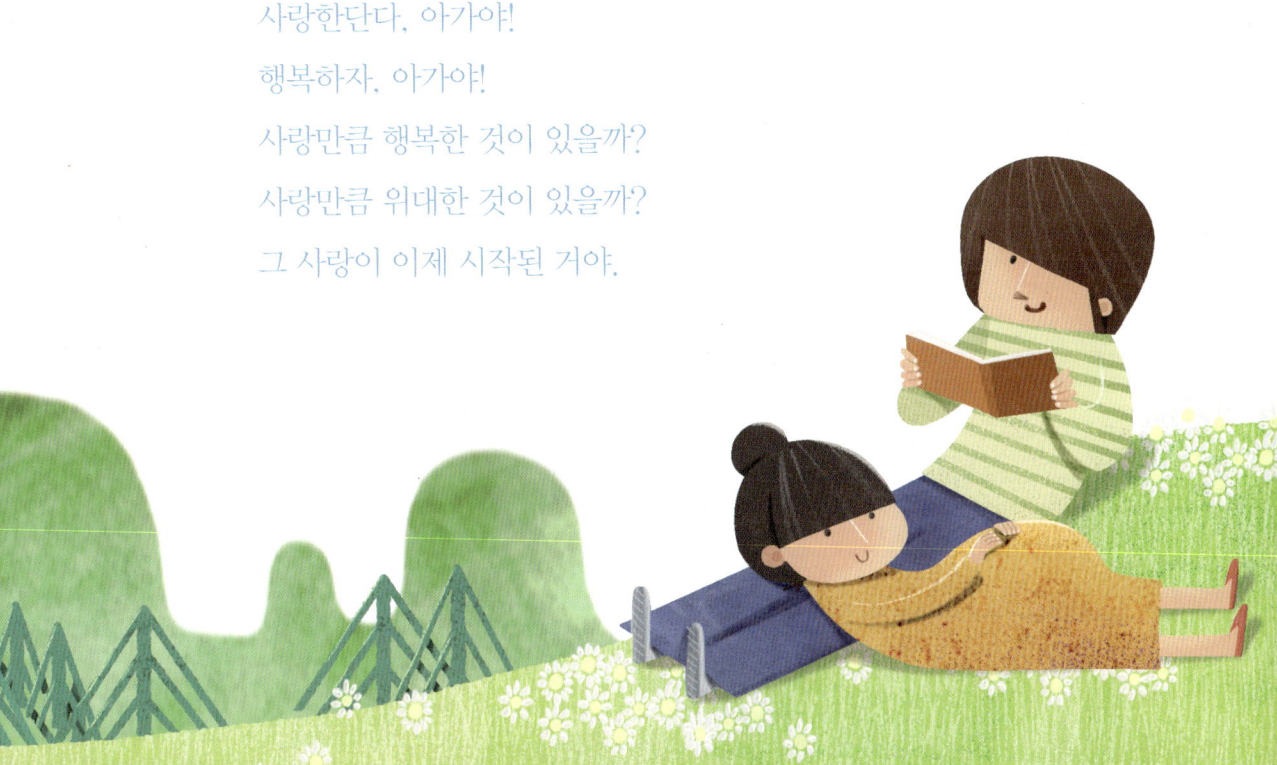

좌뇌성장 수학태교
사랑의 방정식

이제 아기와 태교로 수학을 이야기할 시간이 얼마 남지 않았어요. 아기가 태어나고 자라면 아기와 직접 다양한 수학놀이를 할 수 있을 거예요. 계단을 하나, 둘, 셋 함께 세고, 엘리베이터 숫자를 함께 읽고, 장을 보거나 목욕을 하면서도 수학을 놀이처럼 할 수 있지요. 수학의 영역은 참 많아요. 숫자가 아니어도 아기와 나눌 이야기들이 많지요. 일상 안에 자연스럽게 수학을 끌어들여 녹여내는 것, 아기와 이야기를 즐겁게 나누는 것, 이제 태교를 통해 충분히 자연스러워졌어요. 수학태교를 꾸준히 해왔다면 아기와 함께할 수학놀이와 이야기가 머릿속에 그려질 거예요. 생활 안에서 접목하며 수학적 자극을 이어주세요. 태교에서 끝나지 않고 아기와의 생활 안에서 꾸준히 하는 것이 중요합니다.

부모와 자식 사이에 수놓아지는 사랑은 어떤 색일까?

세상의 많고 많은 사랑 중에 그 어떤 사랑보다
가슴 깊이 뿌리내릴 사랑이라는 것,
그 어떤 사랑보다 성숙함을 가져야 하는 사랑이라는 것,
하지만 무엇과도 바꿀 수 없는 귀한 것이라는 걸,
아마도 네가 태어나면 더 깊이 느끼게 되겠지.
그런데 수학으로 풀어낸 사랑의 방정식이 있다는구나.
어떻게 수학으로 사랑을 표현했을까, 궁금하지 않니?

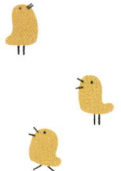

사랑을 수학으로 말할 수 있을까?

사랑을 식으로 나타낸다는 건 어림도 없는 일 같지만 천재 물리학자로 알려진 아인슈타인은 사랑을 수학으로 표현했어.

어느 날 아인슈타인이 수업을 하고 있을 때였어. 아인슈타인의 수업을 듣고 있던 학생 중 한 명이 특이한 질문을 했지.

"사랑도 식으로 표현할 수 있나요?"

그러자 아인슈타인은 칠판에 숫자와 다양한 도형 기호를 넣은 공식을 썼어. 이게 무슨 뜻일까? 학생들이 어리둥절해 하자 아인슈타인은 그 식을 그림으로 그리기 시작했어.

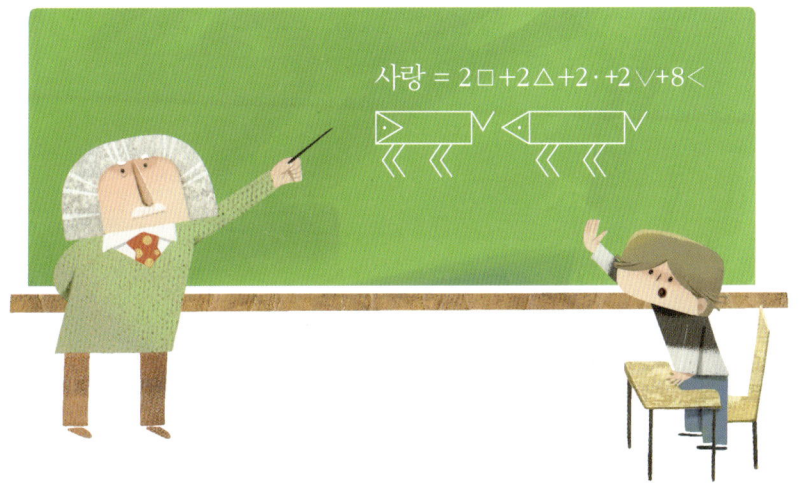

어때? 도형을 표시한 개수만큼 더한 그림을 보니까 사랑의 식이 어떤 뜻인지 알겠니? 이것을 보고 짝사랑을 의미하는 것이라고 말하는 사람들도 많단다. 사랑하는 사람의 뒷모습만 보고 끝없이 따라가는 것처럼 보인 거지.

아가야, 너를 향한 엄마와 아빠의 사랑을 수학 공식으로 쓴다면 어떤 식이 나올까? 아마 아무리 뛰어난 수학자라도 그 깊이를 식으로 만들 수 없을 거야. 가끔은 혼자만의 짝사랑처럼 느껴지기도 하고 가끔은 마주 보며 웃는 마주 보기 사랑으로 느껴지기도 하겠지.

다양한 색깔로 사랑이 느껴지겠지만
세상에서 느껴보지 못한 최고의 사랑이 될 거라는 걸 안단다.
우리는 그렇게 사랑을 채울 거라는 걸 안단다.

오감자극 청각태교

이제 곧 만나!

이제 곧 세상 밖으로 나올 아기. 아기는 우렁찬 울음소리를 내며 엄마 품에 안길 거예요. 그 소리처럼 행복한 울음소리는 없겠지요. 아기는 뱃속에서 다양한 소리로 청각 자극을 받고 놀랍게 성장해왔어요. 아빠와 엄마의 목소리로 듣는 일상의 이야기들은 아기에게 편안함을 주는 태교이지요. 리듬이 있는 동시나 동화는 물론이고 아빠와 엄마가 불러주는 동요는 아기의 감성을 자극하는 좋은 청각태교예요. 세상의 소리들을 나누고 이야기해보세요. 특별하진 않지만 아기는 이미 세상에 대한 호기심을 가득 가지고 있을 거예요. 아빠와 엄마의 사랑의 태교 덕분이지요.

오감 발달 정보
시각 : 마지막까지 발달하는 오감으로 이제 소리의 자극보다 빛의 자극에 더 민감하게 반응합니다.

아가야, 태어날 준비를 하고 있니?

엄마는 네가 태어나면 함께 부를 동요들을 찾고 연습하면서
동요에 맞춰 귀여운 춤을 출 네가 떠올라 혼자서 한참을 웃었단다.
동요들이 어찌나 재미있는지
엄마는 하루 종일 너와 함께 불러도 지치지 않을 듯해.
함께 부르고 싶은 동요가 참 많단다.
함께 노래 부르며 까르르르 웃을 너의 웃음소리가
가장 행복한 소리가 될 거야.
아가야, 이제 이 세상에서 제일 귀여운 너의 웃음을 볼 날이 얼마 남지 않았어.
네 얼굴에 미소만 번져도 엄마는 가슴이 설렐 거야.

조금 _엘리자베스 노벨

설탕을 조금 가지고도 음식 맛이 달게 되네.
비누를 조금 가지고도 내 몸이 깨끗이 되네.
햇볕을 조금 가지고도 새싹이 자라네.

조금 남은 몽당연필로 책 한 권을 다 쓰네.
조금 남은 양초 하늘하늘 춤추는 불빛
아무리 작더라도 불빛은 즐겁지.

조금 웃는 웃음이라도 웃음은 이상하지.
조금 웃는 아기 웃음
이 세상에서 제일 귀엽지.

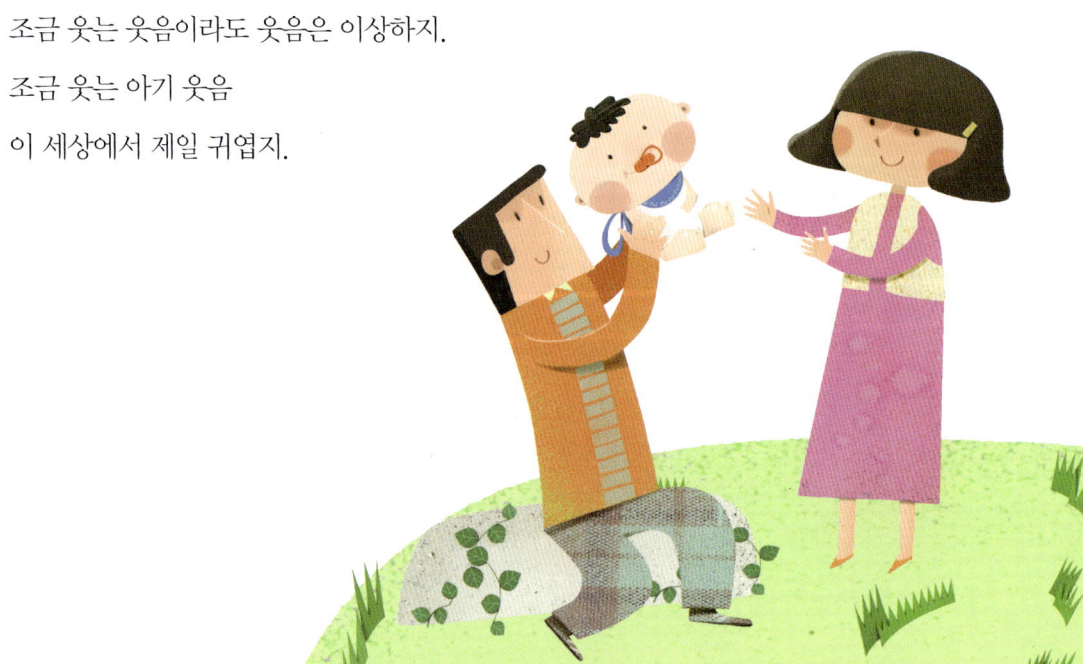

작은 별 _동요

반짝반짝 작은 별

아름답게 비치네

동쪽 하늘에서도

서쪽 하늘에서도

반짝반짝 작은 별

아름답게 비치네

☀ 너와 함께 부르려고 연습해놓은 동요들을 한번 들어볼래?
이 노래를 들으며 행복하게 웃을 우리의 모습이 떠오르는구나.
조금 자라 웃음이 커지고 조금 자라 웃음소리를 나눌 수 있게 되면
엄마의 가슴은 행복으로 가득 찰 거야.
우리, 많이 웃고 많이 행복하자.
우리, 많이 사랑하고 많이 행복하자.

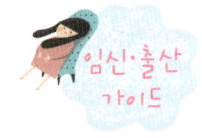

출산을 알리는 아기의 신호

출산을 앞둔 임신부들은 하루하루가 초조하다. 작은 증상에도 민감해지지만 정작 출산에 임박한 신호는 어떤 것인지 알 수 없기 때문이다. 임신 막달이 되면 아기는 세상으로 나오기 위해 엄마에게 신호를 보낸다. 그 신호들을 잘 알아두어 출산을 미리 준비하자.

출산이 가까워졌음을 알리는 신호

❶ 태동이 줄어들어요
아기가 골반 안으로 자리를 잡으면서 태동이 점차 줄어든다. 하지만 태동이 1시간에 3번 이하로 줄었거나 어느 날 갑자기 멈췄다면 아기에게 이상이 없는지 의사에게 확인해야 한다.

❷ 질 분비물이 늘어나요
출산이 가까워질수록 산도와 질 입구를 부드럽게 하기 위해 질 분비물이 늘어난다. 분비물의 색깔이 탁하거나 노랗고 악취가 나면 질염일 위험이 있으니 의사에게 상의한다. 질 분비물이 갑자기 많아지는 경우에는 조기 파수의 위험이 있으니 병원을 방문해 확인한다.

❸ 가진통이 느껴져요
출산이 가까워질수록 복부 통증이 자주 오는데, 불규칙적으로 오는 통증을 가진통이라고 한다. 생리통 같기도 하고 요통처럼 허리가 아프기도 한다. 걷거나 몸을 움직이면 줄어든다.

출산을 알리는 신호

❶ 이슬이 비쳐요

아기가 나오기 위해 자궁구가 열리면 혈액이 섞인 점액 상태의 분비물이 나오는데 이를 이슬이라고 한다. 이슬은 양이 적어서 모르고 지나치는 경우도 있으며 진통 후에 이슬이 비치기도 한다. 대개 이슬이 비치고 1~2일, 길면 1~2주 뒤에 진통이 오기도 하므로 당황하지 말고 경과를 지켜본다. 이슬 후 10~20분 간격으로 규칙적인 진통이 올 때 병원으로 간다.

❷ 진통이 시작돼요

아기를 밖으로 내보내기 위해 자궁이 수축하면서 일어나는 통증이 진통이다. 진진통의 경우 규칙적인 시간 간격을 두고 점점 강도가 강해진다. 아랫배와 함께 허리까지 조이며, 자세를 바꾸어도 통증이 사라지지 않는다.

❸ 양수가 파수돼요

분만이 임박하면 자궁구가 열리고 아기를 감싸고 있던 양막이 찢어지면서 양수가 흘러내린다. 진통이 심해지면서 일어나는 증상이지만 본격적인 진통 없이 양수가 먼저 파수되는 경우도 있다. 미지근한 물이 다리를 타고 내려오면 서둘러 병원에 간다. 파수 후 24시간 이상 지나면 세균 감염 위험성이 있으므로 서둘러야 하며 절대로 목욕이나 외음부 세척은 하지 않는다. 깨끗한 수건이나 생리대를 대고 옆으로 비스듬히 누운 자세로 이동한다.

진통 간격 체크하기

진통 간격이 먼데 너무 일찍 병원에 가도 대기 시간이 길어 힘들어진다. 초산부의 경우 10분 이내, 경산부의 경우 15~20분 간격일 때 병원으로 가는 것이 좋다.

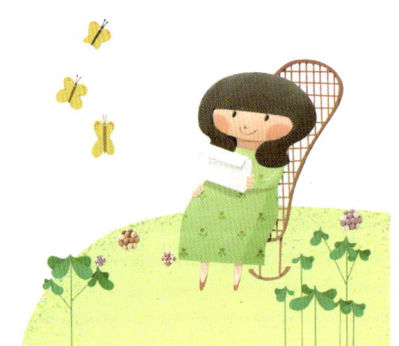

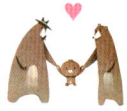

아가야, 너는 엄마 아빠의 삶에서 가장 귀한 선물이란다.

Dear Baby.